내편 들어줘 고마워요

내 편

들어줘

고마워요

한일수 지음

유리창

통증에 대한 경험과 생각

한의대에 처음 입학하면 선배들이 《통속한의학원론》이란
책을 권한다. 이 책의 저자는 청록파 시인이자 '지조론'을
쓴 당대의 문장가 조지훈의 아버지 조헌영 선생이다. 선생
은 한의학자이자 독립 운동가였으며, 제헌국회의원을 지낸
정치인이다. 일제 강점기 시절에 와세다대학 영문과를 졸업
한 분으로, 동서양 문물에 두루 능하고 학문이 깊었다. 그러
니 제목에 '통속'이란 단어가 들어갔다고 내용까지 통속할
리 없다. 매우 좋은 한의학 입문서임에 틀림없지만, 한의예
과 학생이 쉽게 읽어낼 수준은 아니다. 후배에게 이 책을 권
한 선배도 내용을 다 이해한 것은 아니었으리라. 미안하다,
후배들아. 아는 척 말했지만, 나 역시 그랬다.

1934년에 출간된 '통속' 이후로 많은 선후배 동료 한의사

가 쉽고 재미있게 읽을 수 있는 한의학을 주제로 책을 펴냈다. 이미 기왕의 성과가 차고 넘치는데 다시 또 한 권의 책을 펴내는 것이 의미가 있으려면, 전작에 비해 더 높은 성취와 각고의 노력이 있어야만 할 일이다. 이 책이 과연 그런가. 그렇다고 말하면 교만이고, 아니라면 보람 없는 일이겠다. 판단은 독자께서 해주시길. 가급적 한자를 덜 쓰려고 노력했고 동서의학적 설명은 각주로 묶었다. 한자가 나오는 부분은 건너뛰더라도 이해에 무리가 없도록 애썼다. 부디 재미있게 읽어주시길 바랄 뿐이다.

통증이란 무엇인가 자주 생각한다. 통증에 대한 여러 가지 생각과 경험은 프롤로그와 이어지는 본문에 자세히 적었다. 그렇게 해서 몸과 마음의 아픔에 대한 임상경험과 생각을 묶어 책을 엮는다. 글 쓰는 게 즐거워서 여기저기 지면에 글을 발표한 지 꽤 됐다. 그중 건강이란 범주에서 아우를 수 있는 한의학 원고를 몇 편 골라 함께 묶었다. 이 원고들은 주로 '몸'편에 있다.

이 책은 여러분에게 신세졌다. 존경하는 외우(畏友) 한겨레한의원 한익규 원장과 대전대학교 한의대 손창규 교수는 본문의 중요한 내용을 검토하고 조언해줬다. 한방신경정신과학회장을 지낸 이상룡한의원의 이상룡 원장님은 귀한 자료를 아낌없이 빌려주셨다. 그럼에도 이 책에 어떤 흠결과 독단이 있다면, 그것은 온전히 필자 몫이다. 책에 대한 비판과 지적을 달게 받을 것이며, 출간 전까지 미처 수정하지 못한 오류는 이후 기회가 닿는 대로 고치겠다.

출판회사 유리창의 우일문 대표에게 고마운 인사를 전한

다. 그동안 저자 서문에서 "출판사 대표 아무개가 아니라면 이 책은 세상에 나오지 못했다."는 진술을 볼 때마다, 참 진부한 표현이라고 혀를 찼는데, 겪어보니 그게 사실이었다. 원고는 내가 썼지만, 그걸 쓰도록 격려하고 등 떠밀어 기어이 책으로 엮은 사람은 우 대표이다. 책은 저자와 편집자가 같이 만든다는 것은 참말이다.

마지막으로 이 책을 사랑하는 아내, 강정숙에게 바친다. 그이가 아니었으면 지금의 나는 없었다. 부족한 사람을 참고 기다려줘서 고맙고, 내 모든 영광이 그이의 헌신에서 비롯했음을 고백한다.

정유년 눈부신 가을에, 한일수

차례

2부 **몸**

의사의 가장 큰 스승은 환자

통증의 원인과 치료법

나는 한의사다. 방망이 깎는 노인이 주문자가 아무리 보채도 묵묵히 방망이를 깎듯, 한의사는 아픈 이를 돌보는 사람이다. 몸이 붓거나 어지럽거나 특발성 측만증처럼 통증이 없거나 심하지 않은 병도 있지만, 병은 대개 통증을 동반한다. 병든 사람을 가리켜 환자, 아픈 사람이라고 부르지 않는가. 병은 아픈 것이다. 한의사는 아픈 사람을 돌보아서 아프지 않게 도와주는 사람이다.

한의학은 통증이 두 가지 이유로 나타난다고 설명한다. 막히면 아프고, 영양상태가 나빠져도 아프다. 무엇이 막혔는가? 사람 몸속에 흐르는 기혈이다. 흐름을 방해하는 것은 담과 어혈, 기체, 혈체 등 여러 가지 병리 물질이다. 기혈은 생명 그 자체인데, 기혈 순환이 방해 받으면 병이 된다. 대개 급성으로 오고 증상 변화가 신속하다. 속히 치료하지 않으면 목숨이 위태로울 수 있다. 막힌 곳을 뚫어서 잘 흐르게 해야 한다. 보통 병을 바로 공격해서 몸 밖으로 빼내는 방법을 쓴다.

영양상태가 좋지 않다는 것은 잘 먹지 못해서 그럴 수도 있고, 먹기는 그럭저럭 먹지만 소화가 안 되어서 그럴 수도 있고, 그 장기와 연계된 오장육부의 기능이 저하되어 그럴 수도 있다. 만성병이 많고, 공격하기보다는 보태줘야 한다. 나이를 먹으면 대체로 영양이 문제고, 젊은 사람이 아프면 보통 막혀서 그렇다. 이때 나이는 상대적이다. 누구는 칠십이 넘어도 젊고, 누구는 이십 대라 해도 노인이다. 환자 상태를 살펴서 병의 원인과 치법을 나누어 정하는 것이 진찰 과정이다. 좋은 한의사라면 진찰이 끝나면 치료법도 결정된다.

무엇으로 아프지 않게 하는가. 옛날부터 일침 이구 삼약이라 했다. 침은 예리한 바늘로 사람 몸에 있는 경혈을 찔러

뭉친 기혈이 잘 흐르도록 해주는 치료법이다. 침은 동쪽에서 왔다고 한다. 혹자는 그것을 두고 한반도에서 침이 유래됐다고 하지만, 확실히 고증할 방법은 없다. 사람 몸에는 12개의 굵은 기혈 통로와 8개의 보조 기혈 통로가 있다는 게 경락이론이다. 경혈은 이 경락 위에 나타나는 반응점이다. 버스 노선이 경락이라면 경혈은 버스 정거장인 셈이다. 배나 비행기가 아무데로나 가지 않고 정해진 길로 다니듯, 사람 몸에 있는 기혈도 경락을 따라 돌아다닌다.

경락이론은 아직 현대과학으로 검증되지 않았다. 혈관계나 신경계, 림프계가 이미 수백 년 전에 발견되고 입증된 것에 비해 많이 늦은 셈이다. 검증되지 않았으니 없는 것일까? 그건 아니다. 아직 과학기술의 발전 수준이 낮아 경락이론을 검증해내지 못한 것일 뿐이다. 경락을 발견하기 힘든 가장 큰 이유는 경락이 살아있는 생체에만 존재하기 때문일 것이다. 다양한 시도와 발표가 있었지만 아직 경락을 발견했다는 발표는 없다. 여러 나라에서 경락이론에 대한 실험과 연구가 진행 중이므로, 머지않아 경락의 실체가 규명되기를 기대한다.

구는 뜸이다. 약쑥을 뭉쳐서 경혈 자리에 놓고 태워서 병을 치료한다. 맨살에 직접 올려놓고 태우는 것을 직접구라 하고, 생강을 얇게 썰어서 놓고 그 위에 쑥뜸을 태우는 것처럼 간접적인 방식을 간접구라 한다. 뜸을 가볍게 생각하는 사람도 더러 있지만, 치료효과는 대단하다. 한 달에 몇 번씩 야간 응급실에 가서 마약성 진통제를 맞아야 했던 말기 암 환자를 오직 뜸만 떠서 진통제 없이 지낼 수 있게끔 치료한 적이 있다. 내 치료 실력이 뛰어나서라기보다는 쑥뜸의 효과가 그만큼 대단해서 그렇다.

약은 탕약을 말한다. 한약재를 말리고 자르고 불에 굽거나 볶고 쪄서 독성을 제거하거나 약효를 높인 다음, 일정한 처방 규칙에 따라 물에 달여서 마시는 것이다. 일침 이구 삼약이니 약은 세 번째인가. 그건 아니다. 효과 순서가 아니라 치료법을 열거한 순서일 뿐이다. 한의사는 거칠게 말하면, 침구와 약으로 병 고치는 사람이다. 식이법도 중요하고 도인안교(교정치료법)도 중요하며 호흡법도 중요하지만, 치료의 본령은 침구와 탕약에 있다. 그러나 안타깝게도 탕약은 보험 적용이 되지 않는다. 침과 뜸은 보험이 되지만 탕약이 비보험인 것이 한의학 대중화에 큰 걸림돌이다.

1992년 개업하면서부터 한약보험을 주장했다. 불러주는 곳이면 어디든지 다니면서 한의사를 상대로 부르짖었다.

"한약(첩약)보험이 안 되면 우리 미래는 없다."

한의학 치료법 중에 가장 큰 부분인 한약이 보험이 안 된다면 어떻게 한의학이 치료의학으로 설 수 있겠는가. 나는 신념을 갖고 한약보험을 설명했다. 하지만 충남 어떤 군 단위 한의사 모임에서 그렇게 말하자, 얼굴에 주름이 잡힌 선배 한의사 한 분이 술잔을 탁 내려놓으면서 이렇게 받았다.

"정신없는 사람일세. 한약이 보험 되면 우리는 무엇으로 먹고살라고."

정신없는 한의사로 정신없이 살다 보니, 어느새 그때 나를 힐난하던 선배만큼 나이 들었다. 눈은 침침해져 작은 글씨를 읽으려면 저절로 눈살이 찌푸려지고, 몸도 여기저기 잔고장이 늘어난다. 한의사는 나이 들수록 관록이 깊어지는 게 아니냐고 하시지만, 나이 든 한의사를 좋아하는 환자는 드물다. 그렇게 몸은 움츠러들지만 한의학은 치료의학이란 믿음은 변하지 않는다. 오히려 임상경험이 쌓이고 환자경험이 늘어날수록 믿음은 신념으로 굳어진다. 이 좋은 한약이

14

빨리 보험 적용을 받아, 보다 많은 환자가 병에서 낫게 되길
진심으로 바란다.

통증에 대한 새로운 경험

3년 전 여름, 전북 진안에 있는 위파사나 명상센터에서 10박
11일 초보과정을 마쳤다. 나에게 그 수련을 권한 친구는, 끝
나고 나면 다시 가고 싶어질 거라며 싱긋 웃었다. 하지만 수
련과정은 쉽지 않았다. 무엇보다도 매일 세 번씩 의무적으
로 참가해야 하는 명상 시간 중에 부동자세를 유지하기가
어려웠다. 반가부좌를 틀고 앉는데, 30분쯤 지나면 다리가
저리기 시작한다. 그러나 움직이면 안 된다. 다리를 주무를
수도 없다. 반가부좌를 푼다는 건 수행을 포기하는 것과 마
찬가지다. 시간이 지날수록 올려놓은 다리는 저리고, 밑에
서 눌리는 다리는 아프다. 그런 와중에 의식은 호흡에 집중
해야 한다. 들숨과 날숨이 들락거리는 것을 주시하면 몸 구
석구석의 감각이 최고로 예민해진다. 통증도 비례해서 더욱
날카롭게 몸을 찌른다.

　통증은 다리에 국한되지 않는다. 그것은 어느새 온몸으로
번져 나를 이글이글 굽는다. 하지만 나는 여전히 호흡만 의

식할 뿐이다. 고통으로 이글대는 육신과 콧구멍을 통해 들락거리는 숨길, 그것을 바라보는 내 의식 사이에 명백한 분열과 일체가 동시에 진행됐다. 나는 통증 앞에서 처절한 유물론자였으나, 그 통증을 넘어서는 유심론자이기도 했다. 말로는 설명할 수 없는 분화와 통합과정이 느리게 진행됐다. 그리고 7일째 되는 날, 나는 통증이 환희로 바뀌는 경험을 하게 된다.

그것은 사실 온당하지 않은 표현이다. 통증은 통증대로 엄연했다. 하지만 7일째 새벽 명상에서 온몸에 작렬하는 고통과 무관하게 내 몸 가운데에서 오롯이 피어나는 열락을 느꼈다. 당황스러웠다. 이게 대체 뭔가. 한 시간 동안 반가부좌를 유지하는 것 때문에 다리가 끊어지는 것처럼 아픈데, 아픈 게 분명한데, 대체 이 기쁨과 행복감은 어디에서 연유하는 것이란 말인가. 나는 질문이 허락되는 유일한 사람인 스승에게 물었지만, 그는 긴 답변 대신 빙긋 웃었다. "바로 그게 당신의 화두입니다."라는 말과 함께.

통증은 또 다른 나

통증을 없애야 하는 나쁜 것으로 치부하던 내가, 어쩌면 감내해야 하는 존재일 수도 있겠다고 생각하게 된 것은 그때 이후였다. 임상을 거듭하면서 마지막으로 내린 결론은, 통증은 적대시할 대상이 아니라 공존해야 하는 내 안의 또 다른 나라는 것이다. 물론 통증은 빨리 사라지도록 해야 하는 게 맞다. 하지만 어떻게 사라지게 할 것이냐, 생각을 바꿨다. 병은 극복하는 아니다. 병은 스르륵 낫는 것이다. 낫기 전까지는 공존해야 한다. 병이 나에게 몹시 나쁜 짓을 하지 않도록 잘 달래고, 내 몸을 지키는 바른 기운을 길러서 병에서 벗어날 수 있도록 해주는 것이 바로 치료다. 통증이 싫다고 진통제를 먹고, 잠이 오지 않는다고 수면제를 먹는 건 치료가 아니다. 그것은 몸을 살리는 방법이 아니다. 몸을 목 조르고 학대해서 마침내 죽이는 방법이다. 이 사실을 깨닫고 난 다음 나는 환자 보는 것이 조금 편해졌다.

이 글들은 내가 임상을 통해 통증과 환자에 대한 생각이 바뀌는 과정 중에 진료했던 환자 이야기다. 본문 중에 다시 적었지만, 의사의 가장 큰 스승은 환자다. 환자를 통해 의사는 병에 대한 자기 관을 세우고, 치료경험을 통해 의술을 세

런되게 갈고 닦는다. 자그마한 성공담도 있고, 크나큰 실패도 사실대로 적었다. 책을 덮으며 병은 이기는 게 아니라 낫는 것이며, 의사가 고치는 게 아니라 환자가 낫는 것이란 필자의 견해에 동의해주신다면, 큰 기쁨이겠다.

1부

마음

"의사가 환자 편들어주지 않으면 누가 그럴 것인가. 몸과
마음이 아프고, 아파서 서러운 환자가 의사에게까지 혼난다
면, 그 사람 마음은 얼마나 외롭고 슬플 것인가."

제발 좀 알아줘요

그러니까 벌써 17년 전 일이다. 나는 모 한의대 교수직을 사직하고 다시 개업했다. 병원장이란 직책이 부담스럽긴 했지만 기쁜 마음으로 근무했다. 수재들이 모인 한의대생을 가르치는 것도 즐거웠다. 집과 병원, 학교를 오가는 생활은 단순했지만, 바로 그런 단순한 생활을 몹시 바랐기 때문에, 모든 게 만족스러웠다. 다만 한 가지, 학교 재단이 대학을 운영하는 마음가짐과 태도를 견딜 수 없었다. 병원장이란 직책상 재단 사무국장과 자주 만나야 했다. 사무국장은 교수에게 무슨 포한이라도 맺혔는지, 나를 만날 때마다 교수 험담을 늘어놓았다. 우리가 대학을 세우지 않았으면 저런 자들이 어떻게 교수가 됐겠냐는 말을 자주 했다. 재단 사무국장

20

의 막말을 들을 때마다 냇가에 나가 귀를 씻고 싶었다. 망언에 멍들다 지쳤고, 비전 제시 없는 주먹구구식 재단 운영에 절망한 적이 많았다. 내가 평생을 몸 바쳐 있을만한 곳인가, 회의가 커져 결국 2년을 버티지 못하고 그만두었다. 너무 쉽게 포기한 게 아닌가 싶은 마음은 나중에나 들었고, 그만 둘 당시에는 매우 후련했다.

학교에서 나오고 한 달 가량 시간이 비었다. 배낭 메고 해남 땅끝에서 파주 임진각까지 20일 동안 걸었다. 국토종단을 마치자 뭔가 새로운 느낌과 결의가 생겼다. 고향인 대전으로 돌아와서 한의원을 열었다. 이번엔 또 한 분의 한의사와 공동으로 개원했다. 공동원장님은 나이는 나보다 위였지만 임상경험은 없었다. 그해에 대학을 졸업한 신규 한의사인 것. 그래도 자기 영역을 잘 개척해서 척추전문의로 성장하고 있었다. 우리는 어떻게 하면 환자를 더 잘 볼 수 있을까 상의도 하고, 새로 읽은 책 이야기도 나누며, 다소 단조롭지만 평화로운 시간을 보냈다. 개업 후 두 달쯤 지나 어느덧 라일락이 모두 지고 장미와 철쭉이 마지막 기세를 자랑하던 유월 하순 저녁 무렵이었다.

퇴근 준비를 하는데 느닷없이 큰 고함과 새된 비명이 공동원장님 진료실에서 터져 나왔다. 무슨 일인가 싶어 달려가자 매우 흥분한 환자와 놀라서 당황한 공동원장님이 한눈에 들어왔다. 자칫하면 폭력적인 행동이 나올 수도 있는 상황이었다. 내가 대표원장이니까 저와 이야기 하시자고 환자를 달래 내 방으로 모셨다. 물 한 잔 드시라고, 숨 좀 돌리시라고 했지만 환자는 분한 얼굴로 씩씩댈 뿐, 여전히 폭발 직전의 상태였다. 나는 잠깐 기다리시면 제가 어찌 된 일인지 경위를 알아보겠다고 말하고, 공동원장님에게 물었다.

　"무슨 일이에요?"

　당신은 전혀 모르겠다고 말했다. 그저 허리가 아프다는 환자에게 척추가 틀어진 것으로 보이는데 교정치료가 필요하다, 교정치료는 비용이 많이 든다고 말했을 뿐이라는 대답이었다. 환자 입성이 다소간 남루했기에 미루어 짐작이 갔다. 다시 내 방으로 돌아와서 환자분에게 조심스럽게 말을 건넸다.

　"선생님은 열심히 살려고 하는데 세상이 참 안 알아주지요? 얼마나 힘드세요."

　환자는 움찔하면서 나를 정면으로 보았다. 어쨌든 소란을 피운 게 사실인데, 달래는 말을 꺼내서였을까. 그분이 어떻게 느끼든 내 말을 들어주니 됐다 싶어서 이어 말했다.

"사는 게 참 고되고 어렵습니다. 요새는 정말 경기가 안 좋아요. 다들 힘들어하시네요. 매일 고생스럽게 일하고, 그러다 보니 허리도 아프게 되고 그렇죠. 선생님도 그래서 허리에 침 맞으려고 오신 거죠?"

환자는 말없이 고개를 끄덕였다.

"그런데 형편도 어려운 데 비싼 교정치료를 받아야 낫는다는 말씀을 들으니까, 누굴 놀리나, 아니면 깔보는 건가 싶은 생각이 드셨고요."

이때 환자 눈가가 갑자기 붉어졌다. 하지만 눈물은 잘 참았다.

"저희가 환자분 마음을 세심하게 살펴서 말씀드리지 못한 건 죄송하게 됐습니다. 하지만 오해하신 겁니다. 저희 공동원장님이 환자분을 깔보거나 업신여겨서 그렇게 말한 게 아닙니다. 저희가 하는 교정치료는 보험치료가 안 되기 때문에 비쌉니다. 치료하면 좀 나으실 텐데, 형편이 어려우신 게 안타까워서 그렇게 말씀하셨을 거예요. 제가 침 잘 놔드릴게요. 화 푸시고, 여기서 치료받고 가세요."

그러는 사이 직원들은 퇴근 시간이 돼서 보냈고, 공동원장님께도 잘 말씀드렸으니 걱정하지 말라, 말하고 퇴근하시게 했다. 치료실 창문 너머로 노을이 뉘엿 지고 있었다. 침을 놓고 나서 그분과 이런저런 이야기를 나눴다. 사업이 망한 뒤로 아내와 이혼하고 아직 어린아이를 키우며 공사판 노동 일로 벌어먹고 사는데, 허리를 다쳐서 일하기 힘들다는 사정이 있었다. 자격지심이 들어서 과민 반응한 것 같다는 말도 하셨다. 그렇게 침을 놓고, 부항을 떠드리고, 허리에 테이핑도 하고, 약 며칠 분을 그냥 드렸다. 환자분은 손사래를 쳤지만, 거듭 간곡히 권하자 약을 받아들었다. 그리고 나에게 악수를 청했다. 막노동으로 거칠어졌지만 손은 따뜻했다. 우리는 오래 악수했고, 한의원 문을 열고 나가기 전에 환자분은 돌아서 허리 숙여 인사했다. 나도 맞절했다.

생각 없이 말하면 죄짓는 것

앞에서 소개한 에피소드는 오해를 부를 수도 있겠다. 솔직히 말씀드리자면 필자는 성격이 원만한 사람이 아니다. 오히려 그 반대일 것이다. 삼십대 후반까지 내 말투는 모질고 독했고, 그런 말에 참 많은 사람이 다쳤다. 나는 심지어 그런 게 옳은 행동이라고 믿었다. 거침없었고 가차 없었다. 나는 언제나 옳고 바르며, 나와 생각이 다른 사람은 죄다 틀렸다고 믿었다. 그러니 내 말에 자비가 있었겠는가, 무슨 따뜻함이 티끌만큼이라도 있었겠는가. 그저 공동원장님과 환자분 사이에 일이 커지는 걸 막자는 생각 때문에 평소와 다르게 행동한 것뿐이다.

말은 칼날과 같아서 분별없이 이야기하면 반드시 누군가를 벤다. 그런데 그 누군가는 대개 우리가 가장 사랑하는 가족이거나 연인이거나 친구다. 우리를 아프게 하는 사람도 언제나 그들이다. 퇴근길에 타고 가는 116번 버스 기사님이 나를 우습게 아는가, 장 보러 갔는데 채소가게 아주머니가 나를 모욕하겠나. 그런 일 없다. 가끔 분별없이 상대적인 약자에게 화내고 '갑질'하는 사람이 있는데, 인격이 모자라고 자존감이 낮기 때문에 그렇다. 나를 아프게 하는 사람, 나에게 회복하기 힘든 상처를 남기고, 치명적인 트라우마를 안겨주는 사람은 대개 내 부모거나 선생이거나 아내나 남편처럼 나와 가장 가까운 사람들이다. 그러니 내 부모형제와 가족과 친구, 직업상 가깝게 만날 수밖에 없는 부하와 동료에게 말을 삼가야 한다. 생각 없이 하는 말은 죄악이다.

필자는 네 살 때 한글을 뗐다. 당신은 막내아들이 이른 나이에 책 읽고 질문하는 게 좋으셨던 모양이다. 조실부모한 탓에 학교 문턱도 넘지 못한 아버지는 그런 나를 즐겨 데리고 다녔다. 코흘리개가 간판이나 신문을 읽는 걸 보고 다른 분들이 기특하다고 말하면, 이제 네 살이라오, 자랑도 하셨다. 학력 콤플렉스가 있던 분이라서 자식이 공부 잘하기를 몹시 바랐고, 기대도 어지간히 하셨다. 하지만 내 성적표는 변변치 않았다. 1, 2등은 어림도 없고 잘해야 10등 언저리였다. 초등학교 4학년 어느 날, 아버지는 내 성적표를 보고 한 말씀 하셨다.

"너는 어째 어려선 뭐가 좀 될 것 같더니, 커가면서 등신 같아지냐."

그 말은 사춘기와 청년 시절 내내 오래도록 나를 괴롭혔다. 자신감이 없었기에 더욱 과잉행동을 했고, 책 몇 권 읽은 티를 내려고 조바심을 냈다. 허물처럼 쓰고 있는 잘난 체와 아는 척하기는 그런 내력 끝에 나온 것이다. 그게 잘못된 행동임을 알기에, 말을 하고나서 또 얼마를 자책하며 괴로웠던가. 당신께서는 한심스러운 마음에 그리 말씀하셨겠지만, 그 말은 한 어린아이의 영혼에 지울 수 없는 멍 자국을 남겼다. 내 아이라고, 후배나 부하, 또는 연인이라고 함부로 말해도 되는 권리가 있는 게 아니다. 당신 말이 곧 당신 인격이다.

앞에서 살펴본 환자는 자격지심 때문에 과민 반응한 것이 맞다. 하지만 환자가 지나치게 행동했다고 나도 마찬가지로 나간다면, 회복하기 어렵다. 17년이 지난 지금까지 나는 그날 있었던 일을 세세하게 기억한다. 그때를 떠올리면, 의사는 기미*를 읽을 줄 알아야 한다고 생각한다. 그 작은 차이, 의사와 환자가 서로 다르게 느끼는 미세한 부분에 집중하지 않으면, 치료는 없다. 공동원장님이 비록 악의 없이 한 말이지만, 곤궁한 처지에 있는 환자는 비싼 치료를 받아야만 한다는 말을 듣자, 크게 화를 냈다. 내가 그를 이해하자, 그는 자기보다 어린 한의사에게 미안하다며 허리 숙여 인사했다.

소통은 편들어주기

소통이라는 말을 자주 하지만, 사실 소통은 어려운 일이다.

---

* 기미(幾微): 사전 해설은 '느낌으로 알아차릴 수 있는, 일이나 상황의 되어 가는 형편'이다. 우리말 중 낌새와 통한다. 고전에서는 아주 작은 것을 통해 전체적인 부분을 알아차리는 것을 말한다. 한비자에 기자의 근심이란 고사가 나온다. 은나라 주(紂)왕이 상아로 만든 젓가락을 쓰기 시작하자 기자가 두려워했다. 주변 사람이 왜 그러느냐고 물으니, 상아 젓가락을 쓰면 옥그릇에 밥을 먹고 육식을 즐기게 되며 비단옷을 걸치고 고대광실에서 살고자 할 것이다. 기자는 그것을 두려워한다고 말했다. 과연 폭정을 일삼던 은나라 주왕은 주나라 무왕에게 토벌 당해 망했고, 기자는 동쪽으로 가서 기자조선을 세운다. 왕이 상아 젓가락을 쓰기 시작할 때 장차 나라가 멸망당할 것을 짐작한 것이 바로 '기미를 읽은' 것이다.

그것이 어려운 까닭은 소통은 나를 비우고 내가 먼저 상대에게 다가서야 하기 때문이다. 나를 비워야만 상대가 응답할 수 있다. 내 것은 하나도 내려놓지 않고 상대에게 내 말을 들으라고만 하면 소통이 되겠는가. 상대방을 설득해서 내 주장을 관철시키는 것은 소통이 아니다. 나를 비우고 내가 먼저 양보하고 상대 처지가 어떤지 헤아려야 올바른 소통이 시작된다. 그러나 비우기는커녕 설득조차 하지 않고 그저 내 말을 따르라는 일방적인 지시만 난무한다.

앞에서 말한 대로 필자의 선친은 엄하고 무서운 분이셨다. 어려서 이후로 나와 아버지의 관계는 서먹하고 잘 맞지 않았다. 결혼해서 두 아이를 낳고 키우면서 비로소, 아버지가 나를 어떤 마음으로 키웠고, 어떤 기대를 걸었는지 알게 됐다. 아버지가 되고나서야, 어렵게만 느꼈던 아버지가 나를 얼마나 어렵게 키우셨는지 알게 됐다. 비록 내 가슴에 못을 박는 모진 말씀도 하셨지만, 그게 어쩌면 관계와 소통에 대해 잘 배우지 못한 아버지 세대의 일반적인 모습일 수도 있다고 이해했다. 그러고 나자 이미 돌아가신 아버지와 마음 깊은 곳에서 화해할 수 있었다.

서양에서는 입장 바꿔 생각해본다는 말을 '남의 신발에 발을 넣어본다'고 말한다. 그건 물론 바람직한 일이지만, 실제로 그러기는 쉽지 않다. 서로 입장을 바꿔 생각해보고 말하는 것은 가장 어려운 일일지도 모른다. 하지만 아무리 어렵더라도 그래야 할 때가 있다. 상대가 힘들 때, "너, 힘들구나."라고 알아주는 것, 그를 지지하고 편들어주는 것, 그게 바로 좋은 소통의 출발이다.

원한은 물에 적고 은혜는 바위에 새기라고 하지만, 사실 우리는 그 반대가 되기 쉽다. 내가 받은 사랑은 쉽게 잊고 모욕과 멸시는 잘 잊히지 않는다. 생각 없이 말하지 말아야 한다. 상대를 베어 넘기는 모진 말을 삼가고 이해하고 상대방 편을 들어줘야 한다. 그게 내가 생각하는 소통이다. 비판하고 꾸짖어 정의를 구현하는 것은 조금 미뤄두자. 당신이 옳다고 말하고, 네 생각에 일리가 있다고 말해주어야 한다. 의사라면 특히 그렇다. 의사가 환자 편들어주지 않으면 누가 그럴 것인가. 몸과 마음이 아프고, 아파서 서러운 환자가 의사에게까지 혼난다면, 그 사람 마음은 얼마나 외롭고 슬플 것인가.

당신이 아니라, 아이가 바라는

의사의 스승은 환자

신경정신과 환자에 대해 말하는 건 조심스럽다. 내 전공은 한방 내과학이지, 신경정신과가 아니기 때문이다. 한의사 면허를 받았으니 환자를 진료할 수는 있지만, 전공이 아닌 분야를 이야기하는 게 부담스럽지 않을 리 없다. 조그만 인연은 있었다. 전공의 과정 중에 입원하는 신경정신과 환자는 내가 병실 주치의를 맡아야 했다. 신경정신과에는 레지던트가 없었고, 우리 과 주임교수님과 신경정신과 주임교수님이 사이가 좋았기 때문. 입원환자를 보려면 공부를 하지 않고는 안 되니까, 나는 반풍수 격으로나마 신경정신과 공부를 하지 않을 수 없었다. 입원환자가 많은 것은 아니었지만, 부전공 비슷하게 신경정신과 환자에 대해 공부해야 했다.

레지던트를 마치고 임상에 나가자, 내가 전공했던 면역계통이나 내분비질환 환자는 정말 없었다. 오히려 신경정신과 환자가 많았고, 나와 잘 맞는다는 느낌도 들었다. 불안신경증이나 불면증, 공황장애, 조울증, 화병 등으로 고통 받는 환자들을 보면 안타깝고 짠했다. 교만한 말이겠지만 치료 예후도 괜찮은 편이었다. 그들이 어떤 이유로 고통 받고 있는지 주의 깊게 듣기만 해도 환자들은 내 앞에서 많이 울었다. 오전엔 며느리가 와서 하소연하고, 오후엔 시어머니가 와서 이렇게 분할 수가 있냐며 눈물짓기도 했다. 다른 과 질환도 그렇지만 신경정신과는 특히 의사와 환자 사이의 신뢰 관계가 매우 중요하다.

삼대(三代)에 걸쳐 의원하는 집에서만 약을 지으라는 말이 있다. 임상에서 경험처럼 중요한 것은 없다는 말이겠다. 환자분들이 실제로 삼대한의원만 찾으시면 대체 초보 한의사들이 어디에서 처방을 경험하겠냐만, 말은 그렇다는 거다. 의사의 가장 큰 스승은 환자라는 말도 같은 뜻이다. 나역시 지난 세월 동안 많은 임상경험을 통해 지금에 이르렀다. 전공한 것은 아니지만, 신경정신과 환자 치험례를 적는 것도 그런 덕분이다. 환자를 통해 배우고 깊어진다. 의사는 환자 앞에서 옷깃을 여며야 한다.

미칠 것 같아요

그 학생은 우리 한의원과 각별한 관계를 맺고 있는 심리상
담센터 추천으로 왔다. 함께 온 엄마는 상담소장님께서 환
자 상태가 조금 심각해서 상담만으로는 어렵고, 한약치료가
필요한 상태라고 했다는 것이다. 하지만 정작 학생은 나를
포함한 모든 사람에게 적대적이었다. 묻는 말에 입을 앙다
물고 대답하지 않았고, 진찰받는 게 싫다며 진료실에서 막
무가내로 나가기도 했다. 내가 왜 여기에 있어야 하는지 모
르겠다며 엄마에게 대들기도 하고, 심한 욕설을 뱉기도 했
다. 저러다 히스테리성 발작이 일어날 수도 있겠다 싶도록
제멋대로 화를 내고, 잠시도 차분하게 앉아 있지 못했다. 입
버릇처럼 미칠 것 같다고 말했다. 환자를 바라보는 내 마음
도 비슷했다.

한의학에서는 이런 증상을 미칠 광자를 쓴 광증(狂症)으
로 본다. 꼭 정신분열증으로 인한 발작적 증상만 광증이 아
니다. 흥분해 있고 말이나 행동이 과격하며 옷을 벗어부치
고, 높은 곳에 올라가서 노래를 부르거나 소리를 고래고래

지르는 등의 증상은 모두 광증으로, 환자는 마치 몸 안에서 불이 활활 타오르고 있는 상태나 마찬가지다. 이성을 찾으라고 호소하거나, 억지로 제지하려고 해도 증상은 더욱 심해질 뿐이다. 마땅히 하법*으로 불을 급히 꺼줘야만 한다.

반대로 전증(癲症)도 있다. 전(癲)은 미칠 광자와 마찬가지로 미칠 전이라 읽지만, 전증은 광증과 완전히 다르다. 어두운 곳에서 웅크리고 있는 걸 좋아하고, 말을 잘 하지 않는다. 뻣뻣하게 쓰러지는 경우도 있고, 흙을 먹거나 횡설수설한다. 보통 광증은 양병이고 전증은 음병으로 보지만,《경악전서》** 등에서는 전과 광을 모두 본질에서는 같은 병으로 보기도 한다. 광증은 양의 병이고, 전증은 음적인 병이다. 모든병은 음적인 상태가 양적인 상태보다 위중하고, 치료도 어렵다. 환자의 증상이 변화무쌍하고 요란하면 오히려 치료할 수가 있지만, 반응이 별로 없으면서 증상이 정적일수록 치

---

* 하법(下法): 한의학은 침과 뜸으로 치료하는 법과 한약으로 치료하는 법을 구분한다. 한약의 치료법은 치료팔법(治療八法)이란 이름으로 정립되어 있다. 이 중 하법은 대황, 망초, 감수, 파두 같은 하제(下劑)를 써서 몸에 쌓인 결독(結毒)을 대변을 통해 내보내는 치료법이다. 효과가 매우 신속하고 극적인 변화를 보이지만, 증상과 약이 맞지 않으면 환자에 미치는 부작용도 매우 큰 치료법이다.

**《경악전서景岳全書》: 중국 명나라 명의 장개빈이 지은 종합의서. 총 64권으로 의론·진단·본초·방제·임상 각과를 포괄하고 있다. 후대에 많은 영향을 미쳤다.

료가 쉽지 않다. 암 환자를 볼 때도 한의사는 양방 진단으로 몇 기냐가 중요하지 않다. 어차피 한의원에 올 정도면 대개 양방에서 치료를 포기한 말기 암이다. 따라서 환자를 치료할지 어떨지를 가르는 건 환자 맥이 어떻게 뛰는지*, 몸에 기력이 얼마나 남아 있는가 여부이지, 양방 진단명이 아니다.

가까스로 달래서 한약을 써보기로 했다. 나는 청강 김영훈 선생의 징청탕**이란 처방을 선택했다. 징청은 정신을 맑게 한다는 뜻이고, 담***과 화를 삭이는 약이다. 책에는 장부를

---

* 이런 경우 완맥(緩脈)이 기준이 된다. 암 환자처럼 어려운 환자에게 완맥이 남아 있는 경우는 많지 않지만, 아무튼 완맥이 조금이라도 뛴다면 환자를 치료해보겠다고 말할 수 있다. 《빈호맥학》에서 정의한 완맥은 다음과 같다. "완맥(緩脈)의 왕래는 지맥(遲脈)에 비해 약간 빠르며, 일식(一息)에 4회 박동한다. 이 맥의 느슨한 상태는 마치 방직기에 걸려 있는 날줄이 중심축에서 돌려 감을 때 나타나는 그런 팽팽한 느낌이 없고, 맥을 눌러보면 그 감각이 아주 늘어지는 모습을 나타낸다. 조금도 긴장감이 없으며 그 왕래하는 속도가 아주 균일하다."

** 징청탕(澄淸湯): 대황, 망초 등 강력한 하제로 이루어진 처방이다. 최근 조현병이란 이름으로 개명된 정신분열증에 많이 쓰였던 처방이다. 청강 선생의 치험례를 보면 1960년대 미국으로 이 약을 많이 보내서 정신분열증 환자를 여러 명 치료했다는 기록이 남아있다.

*** 담(痰): 담은 설명하기 어려운 개념이다. 사전적 의미는 가래지만 단순한 가래나 염증 등의 삼출물보다는 훨씬 포괄적인 개념이다. 오죽하면 십병구담(十病九痰 병의 원인 중에 담이 아홉이나 된다)이란 말이 있겠는가. 가래나 국소적 염증의 삼출물처럼 비정상적인 체액은 눈으로 확인할 수 있다. 하지만 중풍을 일으키거나, 소화 장애가 오래 되면 생기는 담은 눈으로 확인할 수 없다. 게다가 습담(濕痰)과 담화(痰火)라는 개념은 반대 조건처럼 보이기도 한다. 담은 단일한 병증이나 병인으로 생각하면 접근하기 어렵다. 그것보다 훨씬 큰 개념, 고대인들이 병의 기전을 설명하는 방법론 중 하나로 봐야 한다. 현대의

맑게 하고 경락을 세척한다고 적혀 있다. 하법을 선택하면 환자와 보호자에게 단단히 일러둬야 한다. 이 약 먹고 외출하면 바지 다 버릴 수도 있으니, 반드시 집에서 안정해야 한다고. 확신이 있어서 쓰긴 했지만 조마조마했다. 증상은 광증에 가깝지만, 아직 열아홉 밖에 되지 않는 고3 소녀다. 약력이 매우 강한 징청탕을 먹고 몸이 견뎌낼까, 걱정이 많이 됐다.

걱정은 기우에 지나지 않았다. 처음엔 침 치료도 거부하고, 잠시도 가만있지 못하며, 의사나 엄마에게 몹시 공격적이던 환자는, 일주일 만에 제법 순한 양이 되어 내 앞에 다시 앉았다.

"의사는 언제나 환자 편이야. 나는 널 도와주고 싶고 치료해주고 싶은 사람이거든. 마음을 열고 나와 함께 치료 여행을 가자꾸나. 내가 샘터도 일러주고, 신발 끈 단단히 조여 맬 곳도 알려줄 테니, 내 말대로만 하면 건강이란 목적지까지

학은 각종 진단 기구를 통해 세포 단위까지 병의 원인을 나누고 추적하지만, 그런 과학적 성과물이 없었던 고대에서 병이 일어나는 과정을 설명하는 방법론 중 하나로 담이란 개념이 등장했다고 보는 게 옳을 것이다. 다만 임상에서 병의 치료는 개념의 정밀성이나 현대과학으로 설명이 가능하냐는 차원과는 다소 거리가 있다. 한의학에서 환자의 병인을 담이라 진단하고 그것을 없애는 처방으로 증상이 치료되는 건 그런 까닭이다.

잘 갈 수 있을 거야."

징청탕 효과 때문이었을까, 함께 처방한 공진단 덕분이었
을까. 일주일 전에 치료를 거부하면서 내가 왜 여기에 있어
야 하는지 모르겠다며 입을 앙다물더니, 내 말에 고개를 끄
덕였다.

침을 놓았다. 백회, 신정, 내관, 곡지, 합곡까지 놓고 전중
을 누르자 자지러지게 아파한다. 전중* 위아래에 길게 침을
놓고, 이어서 중완, 족삼리, 사관으로 마무리한다. 아프다고
찡그리면서도 참고 잘 맞았다. 칭찬해주고 진료실로 돌아와
엄마랑 이야기를 더 나눈다. 애초에 증상의 시작은 아버지
와 불화했기 때문으로 보인다. 아버지는 딸이 화내는 모습
을 보면 정신병원에 입원시키라며 소리 지른다고 한다. 속
이 많이 상하니까 그러겠지만, 아버지로서 할 말도 아니고,
아직 그럴 단계도 아니다. 엄마 말을 잘 듣느냐면 그것도 아
니다. 엄마 이야기를 듣다 보니 엄마와 딸이 적대적 의존관

---

* 전중(膻中): 전중은 가슴 한가운데 있는 혈(穴) 이름이다. 가슴 정중선을 긋고, 양쪽 유
두를 수평으로 이으면 만나는 자리 약간 위쪽이다. 신경정신과 쪽으로 문제가 있으면
반드시 침을 놓거나 사혈요법을 실시하는 게 필요한 자리다. 화가 아주 많으면 란셋으
로 난자한 뒤 습부항을 붙이기도 하고, 큰 충격을 받아서 많이 놀랐으면 직접구로 뜸을
뜨기도 한다. 협심증이나 심근경색 같은 심장병에도 대단히 유효한 혈이다.

계처럼 느껴졌다.

적대적 의존관계

긴 병에 효자 없다는 말이 있다. 사실이다. 왜 전국의 요양병원에 노인 환자가 넘쳐나겠는가. 환자도 환자지만 남은 식구도 살아야 하니까 떼어놓는 거다. 비정하고 끔찍하지만 피해갈 방법은 없는 우리 현실이다. 나이 들어 치매나 중풍처럼 24시간 타인의 손길이 필요한 몹쓸 병이 들지 않기를 바랄 뿐이다. 노인 의료와 복지는 국가적 과제인 게 분명하지만, 아직은 갈 길이 멀다.

아무튼 이렇게 오래 병상에 누워 계신 부모님을 돌봐야 하는 자식은 서로 다른 두 가지 감정에 빠진다. 어서 쾌차하시길 바라는 마음, 그리고 이렇게 고생할 바에야 차라리 돌아가시면 내가 좀 편하지 않겠나 싶은 마음. 이 양가감정(ambibalance)은 지극히 인간적인 감정 상태이다. 누구나 이렇게 생각한다. 그저 지극정성으로 부모님의 쾌유만 바라는 자식은 없다. 흔히 애증의 관계라고 말하는데 애정과 증오를 동시에 느낄 수 있는 게 사람이니까 이상할 게 없다.

적대적 의존관계도 마찬가지다. 밉지만 서로 의지한다. 남한의 박정희정권과 북한의 김일성정권이 상대방을 빌미로 권력을 강화했던 과정을 이것으로 설명하지만, 가족관계에서도 적대적 의존관계는 발생한다. 특히 한 쪽이 아플 때, 그 원인 중 상당 부분이 나 때문이라고 자책하면 이런 일이 생긴다. 엄마는 딸이 지긋지긋하기도 하고 가슴 아프게 미안하기도 하다. 아이가 아픈 것이 내 잘못이라고 생각하기 때문에, 내가 직장에 나가서 일하니까 다른 전업주부처럼 아이를 돌보지 못해서 이렇게 됐다고 자책한다. 아버지와 딸 사이에 개입하는 건 포기했고, 상황이 나빠지면 어쩔 줄 모른다. 이야기를 더 나눠보니 그야말로 기적을 바라고 있다. 자기가 새벽기도를 열심히 하고 있으니 기적이 일어날 거라는 믿음이 엄마를 지탱하는 유일한 힘이다. 아이는 어떻게 굴어도 받아주는 엄마가 있으니 참을성도 없고 예의도 없다. 그저 손톱만큼만 아파도 온갖 신경질을 부리고 발작적으로 행동한다.

더 나쁜 경우에는 자식이 자기의 병을 이용해서 부모를 조종하기도 한다. 당연한 말이지만 이런 사이는 병들고 악한 관계다. 누구에게도 좋을 게 없다. 자식이 정신적으로 독립할 수 있도록 지원하고 격려하고 때로는 나무랄 수 있어야 건강한 관계가 된다. 누가 일방적으로 의존하는 것도 문제인데, 하물며 둘 다 적대적이면서 의존적이면 집안 분위기가 어떻겠는가.

자식 농사의 왕도

아이를 키울 때 대원칙은 믿음을 갖고 기다려주는 것이다. 부모 중 한 명만이라도 이것을 잊지 않는다면, 아이는 어떤 힘들고 긴 우회로를 거치든 제자리로 돌아오기 마련이다. 몸이 아프면 그에 맞는 약을 써야 낫듯, 마음이 아픈 사람도 그에 맞는 처방이 필요하다. 그 학생은 6개월이란 긴 시간 동안 치료받았고, 다행히 증상도 좋아지고 진학도 잘해서 원하는 대로 서울에 있는 대학에 합격했다. 치료와 상담을 꾸준하게 해나간다면, 성숙하고 독립적인 성인으로 성장할 수 있을 거라고 기대한다.

아이는 내 바람을 이루기 위한 수단이 아니다. 부모는 인내심을 갖고 아이가 스스로 자기 삶을 선택할 수 있도록 기다려주고 지원해야 한다. 그런데 아이 사랑하는 마음이 커서 그런지, 그 잠깐을 기다리지 못한다. 밥도 떠먹여 주고,

숙제도 대신해 주고, 심지어 대학생이 됐는데 학점 항의마저 엄마가 대신한다. 이렇게 큰 아이가 과연 책임감 있는 성인으로 자랄 수 있을까. 아이를 돕는다는 게 오히려 아이를 망치는 줄 알아야 한다.

누구나 자기 아이가 공부 잘하길 바란다. 그러면 당장 티브이 없애고 부모가 책 읽는 모습을 보여줘야 한다. 아이 질문에 끝까지 짜증내지 말고 대답해줘야 한다. 호기심이 없는 아이, 질문할 줄 모르는 아이는 공부도 하지 않는다. 아이는 부모가 하는 걸 보고 자란다. 자기는 티브이 연속극 안으로 빠져 들어가면서 아이에게, "넌 또 왜 나와 있어. 당장 들어가서 공부 안 해?" 소리 지른다고 말을 듣겠는가. 부모 바람대로 키우면 안 된다. 원칙을 갖고 일관된 태도로 지켜보면, 아이는 타고난 자기 가능성을 활짝 피워낼 것이다.

벼는 농부의 발걸음 소리를 들으면서 자란다고 한다. 잡초도 뽑고 물도 대고 그렇게 가꿔야 한다는 말이겠다. 그리고 또 한 가지, 농사는 기다리는 것이다. 옛날에 중국 송나라 어떤 농부가 작물이 더디 자라는 게 영 마음에 차지 않았다. 하루는 모를 쑥쑥 뽑아놓고 아내에게 자랑했다.

"내가 모를 아주 잘 키워놨지."

아내가 논에 나가 보니 모가 뽑혀서 죄 말라죽었더란다.
《맹자》공손추 장에 나오는 '조장(助長)'이란 유명한 고사다.
농사는 기다리는 것이다. 사람 농사는 더욱 그렇다.

웃으며 갔습니다

그때 그 사람

벌써 25년 전 일이다. 나는 모교에서 전공의과정을 끝내고 아파트 상가 2층에 조그만 한의원을 열었던 참이었다. 갓 서른이었다. 신출내기 한의사였지만 자부심만큼은 누구에게도 지기 싫었다. 세상 환자 다 고칠 것만 같았다. 그랬던 마음이 그 환자를 만나고 얼마나 산산이 부서졌는지. 그때 일을 다시 떠올리자니 가슴 한가득 서늘한 바람이 분다. 내 잘못이 컸던, 그래서 돌이키고 싶지 않은 그때 일을 기어이 상기하는 까닭은, 딱 한 가지 이유 때문이다. 그 환자가 몹시 억울해했는데, 내가 그녀 편을 들어주어 행복하다고 말했다는 게 그 이유다.

42

환자는 몹시 초췌하고 대단히 지친 상태였다. 서른도 되지 않았건만 속이 다 파 먹혀 텅 빈 껍질만 남은 고사목 같았다. 동행한 남편만 없으면 고스란히 쓰러져 검은 재 한 줌으로 돌아갈 것만 같았다. 손은 차디찼고 맥은 거의 잡히지 않았다. 얼굴은 몹시 부어 있었다. 눈두덩은 마치 누에고치처럼 부풀어 올랐던 게 선명하게 기억난다. 환자는 남편이 상태를 설명하는 중에 "아니야, 그 전부터지." 정도로 단속적인 몇 마디를 겨우 힘겹게 거들었다.

내외 말을 종합하면 그녀는 이유 없이 몹시 아프고, 온몸이 퉁퉁 붓는 병에 걸렸다. 국내 굴지의 대학병원은 물론이고, 일본 동경까지 가서 게이오대학 부속병원에서 종합진찰을 받았지만 끝내 병명조차 알 수 없었다고 한다. 게이오 의대는 도쿄대, 교토대와 더불어 일본 삼대 의대로 유명한 대학이다. '임상의 게이오'라는 명성대로 아무래도 기초의학 분야에서 강점이 있는 교토대에 비해 임상이 활발한 편이다. 특히 내과는 세계적인 명성을 지녔다. 게이오도 모르겠다는 환자를 무슨 수로? 싶은 마음이 설핏 들었지만, 어쨌든 이야기를 더 듣기로 했다.

"참말로 답답한 일입니다. 환자는 아파죽겠는데 아무 대책도 없는 거예요. 병명이 나와야 무슨 근본적인 처방을 할 텐데, 그게 없으니 그저 진통제만 들입다 먹고 있어요. 스테로이드 진통제를 하루에 열일곱 알이나 먹는답니다. 그래도 소용이 없어요. 밤이 되면 통증이 더 심해서 죽고 싶다는 말을 입에 달고 살 정도랍니다."

"이런 증상이 언제부터 시작됐죠?"

"그러니까 ……, (깊은 한숨) 결혼한 뒤부터긴 하죠."

응? 그 이야기를 왜 이렇게 어렵게 하지? 뭔가 있구나. 자세히 물었다. 흔한 사연은 아니었다. 남자는 대전의 유복한 집안의 막내아들로, 대학에 다니다 원적지에 가서 방위를 받았는데, 아내는 동사무소에 근무했다고 한다. 일로 자주 만나다 사랑이 싹텄는데, 그만 남자 집에서는 절대 허락할 수 없다며 결혼을 반대했다. 남자네 돈을 보고 계획적으로 유혹한 여우같은 계집이란 게 남자 쪽 집안의 일치된 평가였다. 그래도 자식 이기는 부모가 있던가. 아들이 우겨서 결혼은 했는데 아내 처지는 언제나 가시방석이었다. 아무리 애써도 시부모 얼굴은 펴지지 않았고, 발소리도 내지 않으려고 뒤꿈치를 들고 걸어 다녔다고 한다. 그나마 우군이라곤 비슷한 처지였던 손윗동서 한 명뿐이었다.

"그런데 그 동서가 결국 문제가 됐어요."

내가 열심히 귀를 기울여 듣자 환자는 띄엄띄엄 말했다. 동서의 남편, 그러니까 환자에게 시아주버니 되는 사람이 매우 폭력적인 사람으로 심한 의처증 환자였던 모양이다. 사흘돌이로 아내를 두들겨 패는데, 맞아 죽지 않으려고 도망가면 그게 자기네 집이었단다. 그런 일이 되풀이 되던 중 운명의 날이 닥쳤다. 그날은 장맛비가 종일 내렸다. 고주망태가 된 시숙이 아내를 개처럼 두들겨 팼고, 정말 죽겠다 싶은 아내는 도망갔다. 하지만 이번엔 손아랫동서네로 오지 않았다. 술 취한 광인이 식칼을 들고 나타나 아내를 찾아오라며 환자를 윽박질렀다. 하필이면 남편은 출장 때문에 집을 비웠다. 환자는 겁에 질려 그 비를 맞으면서 손윗동서를 찾아 헤맸다. 그렇게 하룻밤을 꼬박 새웠다고 한다. 얼마나 무서웠을까. 식칼을 겨눈 미치광이와 함께 우산도 없이 그 시커먼 밤을 헤맸다니.

더 들을 것도 없었다. 나는 잘라 말했다.

"그것 때문이에요. 그날 그렇게 놀라고 무서운 상태에서 밤새도록 비를 맞고 돌아다녀서 습사가 몸에 들어온 겁니다. 중습증*이란 병입니다. 습사의 특징이 몸이 붓고 아픈 겁니다. 검사하면 안 나오죠. 세균이나 바이러스 감염과는 다른 겁니다. 그냥 신체의 대사기능이 떨어지면서 순환이 안되니까 이렇게 된 겁니다. 스테로이드를 쓰면 억지로 대사기능을 돌려주기는 하지만 결과적으론 전체 대사기능이 엉망이 됩니다. 우리 몸은 외부에서 자꾸 뭘 넣어주면 일을 더안 해요. 소화제 자꾸 먹을수록 소화기는 나빠지는 거죠. 한약 지어드릴 테니 이거 드시고 스테로이드는 차차 끊도록

---

* 중습증(中濕證): 중습에서 중은 가운데 중이 아니고 얻어맞았다, 병에 걸렸다는 의미이다. 중풍(中風) 역시 마찬가지다. 습(濕)은 축축한 기운을 말한다. 한의학은 병인을 내인, 외인, 불내외인으로 구분하는데, 음식이나 과로, 스트레스 등을 내인이라 하고, 외인은 풍한서습조화(風寒暑濕燥火)를 가리킨다. 풍한서습조화는 자연의 상태일 때는 육기(六氣)라고 부르고, 질병으로 작용하면 육음(六淫)이라고 부른다. 한의학의 외인을 현대의학적으로 설명하면 세균이나 박테리아, 급격한 기온의 변화, 체액의 밸런스를 깨트리는 외부적인 요인, 인체 내부의 조절 기능을 깨트리는 외부적 요인을 망라한다.
외인이 병인으로 작용하면 그 병의 증상은 해당하는 외인의 특징을 갖게 된다. 예컨대 풍사(風邪)가 병이 되면 증상 변화가 매우 신속하고, 태풍이 지나간 뒤에 폐허가 남듯 온몸에 후유증을 남겨서 언어장애가 오고 수족마비가 온다. 중습증의 특징은 몸이 무겁고, 붓고, 아프고, 대사기능이 저하된다. 간경화나 신부전, 만성 천식이나 심장병 등의 말기 상태가 이렇다.

합시다."

환자와 보호자는 처음에는 내 말이 믿기지 않는 것처럼 보였다. 햇수로 벌써 삼 년이나 병원이란 병원은 다 찾아다 녔는데, 어디에서도 듣지 못했던 말을 처음 들은 것이다. 하 지만 한의학적으로 보면 너무 쉬운 문제였다. 발병하게 된 정황과 증상, 현재 상태가 모두 맞아 떨어졌기 때문이다. 나 는 자신 있게 오적산*에 사인, 신곡, 맥아 등 소화에 도움이 되는 약과 더불어 부자를 소량 넣어서 열흘 치를 처방했다. 마침 여름휴가 전날이었다. 개업하고 처음 맞는 휴가 전날, 어려운 환자를 잘 처방했다는 마음으로 가볍게 한의원 문을 닫았다. 지어준 약을 받아들고 부부는 여러 번 고개 숙여 인 사했다. 나는 천하의 서울대도, 게이오도 못 고친 병을 내가 다 고친 듯 의기양양했다.

---

* 오적산(伍積散): 다섯 가지 적(積)을 풀어준다는 명방이다. 전주에서 환자를 돌봤던 고 최치문 선생이 이 오적산 하나로 고치지 못하는 환자가 없었다고 해서 최오적이란 별호 로 불렸다. 풍한습을 몰아내는데 주효하다. 임상에서는 들에서 농사일로 고생하다 허 리, 무릎 아픈 노인 분들에게 자주 처방하게 된다. 한의사끼리 하는 농담 중에 처방 이 름이 산(散)으로 끝나는 약은 불쌍한 한의사 굶어 죽지 말라고 하늘이 내린 처방이란 말이 있다. 산제는 약을 달이지 않고 가루 낸 처방을 말한다.

웃으며 갔습니다

개업 후 처음 맞는 삼박사일 휴가는 대천으로 갔다. 모처럼 어르신 모시는 걱정도 벗어던지고 아내와 즐겁게 대천 바다를 만끽하고 돌아왔다. 그리고 출근하자마자 내게 그 환자를 소개해준 환자분 전화를 받았다.

"원장님, 연락 안 돼서 걱정했어요. 큰일 났어요. 그 환자가 죽었대요."

"예? 아니, 무슨 일이에요. 언제요."

"그러니까 한의원 갔다가 와서 다음 날 저녁에 갑자기 상태가 나빠졌대요. 저도 정신이 없네요. 오늘이 출상인가 봐요. 어떻게 해요. 큰일이네…."

나는 온몸에 힘이 빠져서 털썩 주저앉았다. 아니, 이게 무슨 날벼락이란 말인가. 당장 의료사고라는 단어밖에 떠오르지 않았다. 대체 어떤 일이 일어난 거람. 진단은 정확했고 처방도 틀림없었다. 그런데 도대체 무슨 일이 생겼기에 환자가 죽었단 말인가. 내가 진료하고 처방한 환자가 돌아가셨다는 전언에 나는 그만 얼어붙고 말았다. 개업의에게 가장 끔찍한 상황이 발생하고 만 것이다. 담당한 환자의 돌연한 죽음 앞에서 나는 무엇을 어떻게 해야 하는지 몰랐고, 환자 보호자와 연락도 닿지 않은 채로 하루를 그렇게 황망하고 먹먹한 채 보냈다.

개업 초기라 딱히 물어볼 곳도 없었다. 환자 보호자 전화기는 꺼져 있었다. 나는 정중하게 조의를 표하고, 장례 마치는 대로 연락해주시기 바란다고 문자를 보냈다. 연락은 좀처럼 오지 않았다. 출근해도 건성으로 앉아만 있었고, 생각은 온통 그쪽으로 쏠려 있었다. 아무리 생각을 거듭해 봐도 무슨 까닭으로 그 환자가 돌아가셨는지 이해할 수 없었다. 물론 대단히 허약한 상태이긴 했다. 하지만 사람이 그렇게 쉽게 죽다니. 그 정도는 아니었다. 갑자기 사망할 정도로 약해졌다고 보긴 어려웠던 환자인데 도대체 무슨 일이 있었던 걸까. 걱정과 근심 속에 다시 하루가 지났다. 환자 보호자에게서 연락이 온 것은 휴가에서 돌아온 지 사흘째 되는 날이었다.

남편은 뜻밖에 차분한 목소리였다. 내가 얼마나 망극하시냐고, 장례는 잘 치르셨는지 여쭙자 덕분에 잘 치렀다고 답했다. 화를 내거나 거친 목소리도 아니었다. 나는 도대체 어찌 된 일인지 물었다.

"많이 황망하시겠지만 저로선 도대체 어떻게 그렇게 갑자기 환자분 상태가 나빠졌는지 이해할 수가 없네요."

남편은 한숨을 내쉬며 답했다.

"저도 그렇습니다. 원장님께 진찰받고 돌아가면서 둘이 얼마나 좋아했는지 몰라요. 사실 본가에서는 아내가 나쁜 병을 숨겼다가 이제야 드러난 거라고 어찌나 구박했는지 말입니다. 아내가 아픈 것도 아픈 거지만 그 구박과 몰아세우는 게 서러워서 매일 눈물로 지냈거든요. 그런데 원장님이 그게 아니라고, 그날 제 형과 밤새워 비 맞으면서 돌아다니면서 병에 걸린 거라고 하셨잖아요. 중습증이던가. 예, 아내가 얼마나 좋아했는지 몰라요. 이제야 자기 병이 왜 생겼는지 알겠다고, 원인을 찾았으니 치료도 될 거 아니냐며 좋아했어요."

"그랬군요. 그런데 어떻게 됐습니까?"

"문제는 집으로 돌아가서였어요. 아내가 양약을 안 먹겠다는 겁니다. 그 약을 먹으면 더 붓는다며* 약을 끊어버렸어요."

---

* 스테로이드 제제의 부작용 중에 쿠싱 증후군이란 게 있다. 신장이 망가지면서 얼굴과 몸이 붓는다. 얼굴이 보름달처럼 통통 붓는 문 페이스(moon face)가 된다. 이런 부작용이 있기 때문에 과거 시골에서는 스테로이드가 살찌는 약으로 알려지기도 했다.

"예? 하루에 열일곱 알이나 먹었다면서요. 그걸 단번에 끊었어요? 큰일 나는데. 심장이 견디지 못할 건데요."

"예, 원장님 말씀대로 그렇게 된 겁니다. 원장님이 달여 주신 약은 두 봉인가 밖에 못 먹었어요. 아침이랑 점심에 정해진 양약을 안 먹겠다고 해서 저랑 다투다가 갑자기 저녁 때부터 상태가 나빠지더라고요. 의식이 흐릿해지고 숨도 잘 못 쉬고 얼굴이 창백해졌습니다. 그래서 병원 응급실에 갔더니 빨리 서울 큰 병원에 가라고 해서 구급차 타고 가다가 천안쯤에서 심정지가 왔어요. 그리곤 그냥 그렇게 가버렸습니다. 거기까지였나 봐요. 저랑 인연이."

나는 숨이 턱 막혔다. 한의사가 양약에 대해 얼마나 잘 알겠느냐만, 스테로이드를 그렇게 많이 먹다가 갑자기 끊으면 심장에 큰 부담이 온다. 그 환자는 전신의 모든 기능이 쇠약한 상태에서 겨우겨우 약의 힘으로 유지하고 있었는데, 스테로이드를 갑자기 끊으면서 몸 상태가 한꺼번에 나빠졌던 것이 분명했다. 내가 환자에게 더 강하게 경고해야 했다. 양약을 갑자기 끊으면 큰일 난다고, 단호하게 갑자기 끊으면 큰일 난다는 경고를 했어야 했다. 그 환자의 죽음에는 내 잘못도 분명 있었다.

내가 남편에게 그렇게 경고하지 못해 미안하다고 말하자, 남편은 오히려 나를 위로했다.

"아닙니다. 원장님께 감사해요. 비록 아내는 죽었지만 아마 웃으면서 갔을 겁니다. 자기 누명을 벗겨줬으니까요. 세상천지에 아무도 우리 지영이 편이 없었는데, 원장님만 지영이 잘못이 아니라고, 병에 걸리게 된 원인은 따로 있다고 말해주셨어요. 저희는 그게 정말 감사해요. 원장님 잘못 없으니까 자책하지 마세요. 제가 억지로라도 양약을 먹여야 했는데, 그게 그렇게 먹기가 싫었나 봐요. 예, 이만 끊을게요. 감사합니다."

25년이 지난 지금까지도 그때 전화 통화를 기억한다. 아파트 상가 건물 2층에 있는 좁은 한의원이었다. 원장실은 남향이라 몹시 더웠다. 조그만 에어컨이 헉헉대며 돌아갔고, 오후 네 시의 시뻘건 태양이 블라인드 사이로 편편이 비쳤다. 전화기 넘어 남편은 나를 위로하고 고맙다고 말했지만, 사실 그렇게 말해줘서 몹시 고맙기도 했지만, 그날 오후의 그 모든 풍경은 박제되어 내 가슴에 박혀 있다. 내가 환자 편을 들어준 것인지는 모르겠다. 그래서 웃으면서 갔는지도 모르겠다. 그렇다고 그날의 그 메마른 죄책감이 지워지지

않는다. 내가 한의사로 사는 한, 그날의 기억은 영원히 지울
수 없을 게 분명하다.

네 마음을 얻고 싶어

의사가 '갑질'하면

의료인이 되는 건 쉽지 않다. 무엇보다 대학에 들어가기가
어렵다. 학비는 좀 비싼가. 공부 양도 정말 많다. 끝도 없이
외고 또 외워야 한다. 대학을 마치고 나온다고 끝이 아니다.
일반 사병은 21개월이면 제대하지만 공중보건의는 37개월,
군의관이라면 39개월을 군 복무해야 한다. 그 뒤로도 전문
의 자격증을 따려면 사오 년 동안 인간 한계를 시험하는 중
노동과 저임금에 시달리며 근무해야 한다. 그게 끝이 아니
다. 다시 몇 년 동안 전임의니 뭐니 허울만 좋은 헐값 노동
을 감수해야, 겨우 아무개 병원 진료과장 타이틀 하나를
얻는다. 빨라야 서른 초반, 보통은 삼십 대 중반을 넘겨야
겨우 개업할 수 있게 된다. 의사 되는 게 쉬운 일은 분명 아

니다.

양방에서는 일반적인 이런 과정을 한의사가 모두 겪는 건 아니지만, 한의사가 되기 위한 공부 양도 만만찮고, 전공의 과정을 하겠다고 마음먹으면 그 과정이 빡빡하기는 마찬가지다. 치과 선생님들도 비슷하다고 들었다. 그래서 그런가. 자기가 세상에서 제일 잘난 줄 아는 의사가 더러 있다. 동업자 흉보는 건 좋은 일이 아니니까, 내 이야기만 하자. 나 역시 그런 사람 중 한 명이다. 내 경우에는 환자에게 자꾸 가르치려고 든다. 이것 역시 일종의 '갑질'인 줄 아는데, 훈장 기질이 있는지, 잘 고쳐지지 않는다.

그녀는 서울에서 소개로 나를 찾아왔다. 심각한 불면증과 불안, 손발 떨림, 식욕부진, 만성피로 등을 호소했다. 그 중에서 불면증이 가장 문제였다. 이미 오래전부터 신경정신과 약을 먹고 있었다. 그녀가 복용하는 약은 '졸피뎀'. 이 약은 '악마의 약'이란 별명으로 알려져 있는데, 최고 인기를 누렸던 탤런트 최진실을 비롯한 많은 사람이 바로 이 졸피뎀을 먹다 비극적인 결말을 맞이했다. 졸피뎀 장기 복용자가 우울증을 앓다 자살로 생을 마감하는 빈도는 매우 높다. 향정신성 의약품 아닌가. 끊는 게 마땅한 일이다. 환자도 그 점에 대해 자각하고 있었다. 먹지 않으려고 노력하지만, 도저히 잠을 잘 수 없는 날에는 아무래도 먹게 된다, 제발 양약 없이 잠 좀 자게 해달라고 하소연했다.

환자는 체력이 거의 바닥까지 떨어져 있었다. 설태는 누런 태에서 갈색 태로 바뀌는 중간이었고, 맥은 극단적으로 가늘고 힘이 없었다. 눈에 정기가 부족하고, 머리카락은 수시로 빠졌다. 입맛도 없고, 먹으면 소화가 되지 않았다. 이미 오랫동안 향정신성 의약품에 노출된 환자를 한약으로 단기간 내에 호전시키려면 한 가지 방법 밖에 없었다.

"잠도 기운이 있어야 잘 수 있어요. 지금 잠이 안 오는 것이 제일 큰 문제로 생각되겠지만, 소화가 안 되는 것도, 의욕이 너무 없는 것도 모두 다 같은 겁니다. 기운이 없어서 생기는 문제죠. 치료약과 함께 공진단을 써봅시다. 공진단이 기운을 내게 해주고, 꽉 막혀 있는 기운을 순환시켜줘서 치료약이 짧은 시간 안에 효과를 낼 수 있게끔 해줄 겁니다."

환자는 고개를 저었다. 공진단은 필요 없다고 말했다. 그러면 치료약을 쓴다고 해도 바로 잠을 잘 수 없을 것이다, 치료하는데 시간이 많이 걸린다고 말하자, 환자는 치료약도 거절하고 자리를 박차고 나갔다. 두 시간 넘게 차를 운전해서 진료를 받고, 아무 보람 없이 다시 두 시간을 운전해서 올라가야 하는 그녀의 분노가 가슴 깊이 느껴졌다. 하지만 나는 해줄 수 있는 게 별로 없었다. 소개해준 지인 얼굴에 먹칠한 것 같은 자괴감이 밀려왔다.

나는 내 말만 들으면 병을 고쳐주겠다는 말을 하지 못한다. 최선을 다하겠다는 다짐이 있을 뿐이다. 네 병을 시원하게 고쳐주겠다는 장담은 하지 못한다. 애초에 그렇게 배웠다. 병은 사람이 고치는 게 아니고 환자가 낫는 거라고, 의사는 최선을 다하겠다는 말은 할 수 있지만, 낫게 해주겠다는 장담을 해서는 안 된다고. 하지만 이 환자처럼 간절하게 낫기를 바라는 환자를 보면 시원시원하게 "나만 따라오면 싹다 나을 수 있습니다."라고 자신 있게 말할 수 있는 의사가 부럽기도 하다.

한의사 면허 받아든 지 29년째다. 실력이 부족해서 병을 치료하지 못하는 것도 부끄러운 일이지만, 그것보다 더 먹먹한 일은 환자와 소통하지 못하는 것이다. 나는 그녀와 '라뽀*를 만들지 못했다. 당장 자게 해달라는 호소를 들었으면, 날 믿고 이렇게 따라오라, 그러면 잠을 잘 수 있을 것이란 메시지를 줬어야 했다. 하지만 나는 머뭇거렸고, 그 머뭇거림을 장삿속이라고 이해한 환자는 치료를 포기하고 돌아가고 말았다. 나는 정직하게 말한다고 생각했지만, 환자는 절박한 환자의 상태를 이용해서 비싼 약을 강매하는 나쁜 한의사라고 생각했다. 오해받는 게 두렵지는 않지만, 환자를 이해시키지 못한 것은 뼈아프다. 정직은 언제나 최선의 방책이다. 하지만 가끔은 다른 화법을 익혀야 효과적일 것 같기도 하다.

환자 앞에서 크게 화내다

환자 앞에서 얼굴을 시뻘겋게 붉히며 화를 냈던 기억이 있다. 환자에게 진상을 부린 것은 아니었지만, 아무튼 환자를 앞에 두고 화를 냈다. 환자 앞에서 평정을 잃고 화를 내는 의사라면 낙제점이다. 의사는 환자 앞에서 서둘고 덤벙대도

---

* 라뽀(rapport): 사전에는 '둘 사이에 오가는 마음의 유대'라고 설명한다. 심리학에서 '사람과 사람 사이의 언어적, 그리고 비언어적 관계'를 뜻한다. 의학용어로는 드물게 불어에서 왔는데, 흔히 라뽀가 잘 형성됐다거나 라뽀가 약하다는 식으로 말한다. 환자가 의사를 신뢰하고 의사의 지시를 잘 따르는 것이 좋은 라뽀이고, 그 반대가 약하거나 나쁜 라뽀이다.

안 되고, 화를 내거나 다퉈도 안 된다. 적어도 진료할 때만큼은 언제나 평정심을 잃지 말아야 한다. 그런데도 환자 앞에서 얼굴을 붉히며 싸울 듯이 화를 냈다. 민망하지만, 부끄럽지는 않다. 그때로 다시 돌아간다고 해도 똑같이 행동할 것이다.

한방병원 응급실에서 가장 정신없는 경우는 중풍 환자가 아니라, 고열 때문에 경련을 일으키는 소아 환자다. 아기는 몸을 비틀면서 울지, 엄마는 더 큰 소리로 울지, 할머니는 괜찮겠냐고 걱정이지, 응급실이 난리법석이 된다. 가족이 몰려 와서 서로 소리 지르는 통에 처음에는 나도 정신이 나갈 것만 같았다. 그럴 때는 단호하게 사정을 잘 아는 보호자 한 분만 남고, 다른 분은 나가시라고 몰아내야 한다. 보호자와 환자가 아무리 절박하다 호소해도 의사는 침착해야 한다. 덤벙대는 의사는 무능한 의사만큼 나쁘다. 그런데 하물며 환자 앞에서 화를 내다니, 앞으로도 같은 상황이면 똑같이 화낼 거라니, 이 무슨 해괴한 말인가.

개업 초기였다. 여유라곤 병아리 눈물만큼도 없던 시절이었다. 개업은 해야겠는데 돈이 없으니 은행 대출을 받았

네 마음을 얻고 싶어 59

다. 원리금 상환일을 하루라도 어기면 큰일 나는 줄 알았기 때문에 언제나 부담 백배였다. 한의계는 약사 한약 조제 문제로 야단법석이었다. 덜컥 기획이사를 맡으라고 해서 협회 일도 봐야 했고, 시민단체 일도 만만치 않았다. 온갖 회의와 미팅과 모임으로 하루도 집에 일찍 들어가는 일이 없었다. 그런 걸 열심히 사는 거라고 믿던 때이기도 했다.

그러던 어느 날, 시민단체에서 추천받았다며 환자 한 분이 찾아왔다. 여성이고 보행 장애 환자였다. 양쪽 모두 목발을 짚어야만 걸을 수 있었다. 목발 보행 때문에 어깨도 아프고 허리도 아프다고 했다. 진찰하고 환자가 하셔야 할 운동과 주의사항 등을 설명해드리고 침을 놨다. 직원이 환자분에게 물리치료를 시행하는 중에 잠깐 자리를 비워야 했다. 길 건너편 은행에서 대출 연장해줄 테니 성실하게 빚을 잘 갚겠다는 서류에 사인하라는 것. 은행 일이란 게 말처럼 간단하게 사인 한 번으로 끝나던가. 시간이 제법 길어졌다. 은행 문을 나서자 마침 물리치료까지 마친 환자분이 횡단보도를 건너오고 있었다.

장애인이니 걸음이 불편한 것은 당연한 일. 신호등 시간

보다 조금 늦자 아파트에서 빠져나온 검은색 큰 차가 신경질적으로 경적을 크게 울렸다. 나는 울컥 화가 치솟았다. 달려가서 당황하는 환자분을 부축하고, 횡단보도 가운데 서서 그 차에게 소리 지르기 시작했다.

"보면 모르느냐. 장애인이 길 건너는데 경적을 그렇게 울리면 어쩌란 말이냐. 차가 크면 마음도 커야지, 왜 그렇게 배려심이 없느냐."

만약에 운전자가 차 문을 열고 나오면 드잡이질이라도 마다치 않을 작정이었다. 나는 정말 화가 났다. 제깟 놈이 큰차 타고 다니면 다야? 어디서 감히 경우 없는 짓을 하고 있어. 이런 심정이었고, 내 환자니까 더 화가 났을 것이다. 예나 지금이나 약자에게 배려심이 없는 자에겐 사람대접 못하겠더라.

그 일 이후로 그 환자는 내가 한의원을 옮기면 어떻게든 알고 찾아온다. 며칠 전에 전동 휠체어에서 넘어져 옆구리에 타박상을 입었다고 와서 치료 중이다. 오늘이 3일쨌데 다행히 차도가 있어서 좀 부드럽다고 한다. 그 양반은 나를 가리켜 '성질은 좀 있으나 실력은 그럭저럭 괜찮은 내 주치의'

라고 부른다. 나도 내 환자로 안다. 한의사 된 지 한참 됐지만, '내 환자'라고 부를 수 있는 사람은 많지 않다. 그런데 그런 환자 중 한 분은 내가 버럭 화를 냈기 때문에 생겼다. 환자와 좋은 관계를 맺는다는 건 때로는 마법 같은 일이기도 하다.

라뽀는 의사 책임

식당에서 한 끼를 먹어도 맛을 떠나 기분이 좋고 나쁨이 있다. 은근한 친절, 웅숭깊은 마음 씀씀이, 사람을 머릿수로 대하지 않는 격조 등이 있고 없고 문제다. 하물며 병을 치료하고 싶어 하는 환자와 고치는 사람인 의사 사이에 그런 마음가짐이 왜 없으랴. 앞에서 설명한 대로 이를 '라뽀'라고 부른다. 라뽀는 의사가 환자에게 접근하는 태도에 따라 좋거나 나쁜 게 결정된다. 물론 환자도 의사에게 열린 마음으로 다가가야 하는 건 당연하다. 하지만 라뽀가 형성되지 않는 일차적인 책임은 의사에게 있다.

정치인 말은 믿지 말라는 거지만, 그런 정치인 발언 중에 깊이 감동받은 게 있다. 널리 알려진 바보 노무현 이야기다. 그가 당선이 쉬운 종로구를 마다하고 지역감정과 맞서겠다며 부산으로 내려간 뒤의 일이다. 국회의원 선거에서 떨어지고 다시 부산시장에 출마했는데, 얼마나 바닥 민심이 안 좋았는지, 듣는 사람 하나 없는 빈 공터에서 유세하더니, 결국 낙선하고 말았다. 그때 그가 한 말이다.

"농부가 밭을 탓할 수 있습니까."

그렇다. 세상엔 별별 사람이 다 있다. 내가 아무리 정성을 다해 설명한다고 해도, 이미 본인이 결정을 다 해놓고 이것만 해 달라, 저것을 치료하라 하시는 환자를 설득하기란 어렵고 힘든 일이다. 그래도 의사가 환자 탓을 하는 건 비겁하고 모자란 짓이다. 글 처음에 의사 중에 제가 세상에서 제일 잘난 사람인 줄 아는 사람이 있다고 적었다. 대개는 입학 성적이고, 두 번째는 "내가 얼마나 공부를 많이 했는데."이다. 아니 도대체 1982년 대입 학력고사에서 당신이 몇 점을 받았는지가 뭐가 중요한데. 당신이 전문의가 되기 위해 얼마나 힘든 과정을 겪었는지가 왜 환자에게 불친절해도 되는 이유가 되는 거냐고.

의사는 환자에게 언제나 갑이다. 의사와 환자 사이엔 언제나 정보의 비대칭성이란 게 존재한다. 제아무리 인터넷을

검색하고, 건강 관련 책을 수십 권을 읽었다고 해도, 환자가 의사보다 의료에 대해 더 잘 알 수는 없다. 그래서 서로 알고 있는 정보에 차이가 생기고, 환자는 대개 의사의 결정에 따라 치료라는 낯설고 두렵고 고통스러우며 돈이 많이 드는 길을 떠나게 된다. 나는 자주 환자분에게 의사는 가이드 같은 사람이라고 말하곤 하는데, 좋은 가이드는 언제나 고객이 최대한 편하게 걸을 수 있도록 배려해야 한다. 그런 배려와 마음가짐이 라뽀 형성의 핵심이다.

환자에게 병과 치료에 대해 설명하는 것은 쉬운 일이다. 너무 바빠서 설명 의무조차 다하지 못하는 의사도 많아서, 설명만 잘해도 친절하다는 소리를 듣기도 한다. 하지만 아무리 생각해 봐도 나는 친절한 의사가 아니다. 환자를 휘어잡아 들었다 났다 하면서 자기 뜻대로 환자를 끌고 나가는 사람도 못 된다. 나는 그저 지방에서 조그만 한의원에 앉아, 글 쓰는 걸 좋아하는 중늙은이 한의사일 뿐이다. 불면증 때문에 찾아왔다가 그만 실망하고 가버린 환자처럼, 좋은 라뽀 형성에 자주 실패한다. 지금 다시 그 환자를 생각하니 부끄럽고 가슴 아프다. 좋은 의사가 되고 싶다는 마음으로 매일 노력하는 것 말고 달리 무슨 방법이 있겠는가.

편들어주기

의사 앞에서 우는 환자들

진찰 중에 우는 환자를 만나면 마음이 복잡해진다. 얼마나 속이 타들어 갔으면 처음 보는 낯선 한의사 앞에서 저렇게 눈물을 쏟을까. 그 절절했을 심정과 그간의 고통이 느껴지고 측은지심이 발동한다. 신경정신과 환자를 볼 때 환자의 고통에 공감하되, 공명하면 안 된다. 의사는 환자 처지와 그간의 과정에 대해 이해하고 공감하며 그에게 희망을 제시해야 하지만, 공명하고 환자의 고통 속으로 스스로 동화되면 곤란하다. 임상 초기에 내가 저질렀던 실수 중 하나다. 아무튼 환자에게 "참 힘든 상황을 견디셨네요."라고 위로를 보내는 것만으로도 환자들은 눈물을 쏟는다. 그리고 이렇게 진찰실에서 눈물을 쏟아낸 환자들의 예후는 매우 좋은 편이다. 운다는 건 강력하고 확고한 카타르시스를 가져다주기 때문일 것이다.

'편들어주기'는 가장 강력한 지지요법 중 하나다. 그리고 의사는 언제나 환자 편이어야 한다. 설령 그에게 여러 문제점이 있다고 해도, 환자의 심정적 고통이 명백하고 뚜렷해서 다른 증상을 악화시키고 있다면, 먼저 환자를 지지하고 위로해야 한다. 정의는 나중에 구현해도 된다. 우선 환자를 안정시키고 그의 마음을 다독이는 게 급할 때가 많다. 의사가 그렇게 환자 편을 들어줄 때, 환자는 마음속에서 안도감과 평안을 느끼고, 그것은 바로 눈물이 되어 나온다. 신경정신과 환자가 아니라고 해도, 의사 앞에서 환자가 울었다면, 예후가 좋아질 가능성이 높다.

비로소 안도했다

멀리 갈 것 없이 내가 그랬다. 몇 년 전 일이다. 후배와 오해로 시작한 언쟁이 있었는데, 통화 중에 후배로부터 심한 말을 들었다. 나는 평소에 그 후배와 후배 가정을 아꼈고, 후배 아들에게 큰아버지를 자처했던 터였다. 그래서 더 큰 충격을 받은 것이었는데, 그 후로 후배와 모든 관계를 단절했다.

모임에서 만날까 싶어 정기적으로 나가던 모임도 나가지 않았다. 옹졸한 처사였지만 그를 만나는 게 싫었다. 마치 내 인생 전체를 모욕당한 것 같았기 때문이었다.

시간이 지난 뒤 후배가 전화를 걸어 왔다. 그는 사과인 것 같기도 하고 아닌 것 같기도 한 어정쩡한 말을 몇 마디 하더니 이렇게 말했다.

"형님, 저한테 섭섭한 건 그렇다 치더라도, 아무개가 큰아버지 보고 싶다는데 얼굴 안 보여줄 겁니까?"

말했다시피 난 후배 아들을 매우 아끼고 좋아했기 때문에 그 말을 듣는 순간 죄책감을 느꼈다. 그래서 우리는 아무튼 화해했다. 문제는 화해한 뒤였다. 마음속으로는 후배를 받아들이지 못하는데, 겉으로는 관계가 회복된 것처럼 행동해야 했다. 그것은 두 배로 더 괴로웠다. 여전히 후배를 미워하지만, 그것을 부정해야 하는 도덕적 자책감 또한 매순간 느껴야 했기 때문이다. 어떻게든 이해하자고 나에게 타일렀고, 나 자신의 옹졸함과 부덕함을 탓했다. 하지만 아무리 애를 써도 상황은 나아지지 않았다. 미움은 미움대로 커졌고, 모임은 모임대로 엉망이 됐다. 마침내 그 문제는 내 마음의 고통 중에 가장 큰 문제가 되고 말았다.

그러던 어느 날 또 다른 후배와 이야기하다가 불쑥 그 이야기가 나왔다. 거의 1년을 마음속에 담아두고 아무에게도 꺼내지 않았던 이야기가 나온 걸 보면 내가 몹시 괴로웠던 모양이고, 그 후배가 그중 미더웠던 모양이다. 뭐가 우선인지는 모르겠다. 하지만 그동안 마음속에 가두고 드러내지 않았던 그 문제를 후배에게 이야기한 것은 썩 잘한 선택이었다. 후배는 이렇게 말했다.

"그 후배가 잘못했네요. 사과는 상대방이 받아들여야 끝나는 거예요. 그냥 내가 우물우물 잘못했다고 말했다고 사과가 끝나는 게 아니죠. 형 마음이 풀릴 때까지 사과해야 하는 거고요, 방법도 나쁘네요. 두 사람 사이에 있었던 문제인데, 왜 자기 아들을 끼워 넣어요. 그건 애를 봐서라도 그만하라는 건데, 그건 아니죠. 형이 잘못한 거 없어요. 내가 형 상황이라고 해도 그 후배를 용서하기 어려운데요, 뭐. 형이 옹졸해서 그런 거 아니에요. 나중에 만나면 제대로 사과 받고 끝내세요."

나는 살면서 그때처럼 안심되고 위로받은 적이 없었다.

내가 틀린 게 아니라는 후배의 말은 어떤 위로보다 강력했다. 내가 정말 듣고 싶었던 말이 바로 그거였다.

"형 잘못이 아니야. 자책하지 말아요."

나는 살면서 늘 자책했다. 성적표가 시원찮아 부모님이 나무라시면 자책했고, 광주에서 엄청난 학살이 있었는데 나는 왜 이렇게 막걸리나 마시고 있는지 자책했다. 환자가 없어도 자책했고, 아이가 조그만 잘못을 해도 자책했다. 그것은 정말 불필요하고 잘못된 자책이었다. 애초에 정당한 반성이 아니었기 때문에, 그런 자책은 늘 과도한 분노를 불러오기 일쑤였다. 그리고 자책은 스스로에 대한 자학으로 곧잘 이어졌다. 그런 자에게 처음으로 내 잘못이 아니라고 말해주었으니 얼마나 큰 위로가 되었겠는가.

잘못이 있는데도 네 잘못이 아니라고 말한다면, 그것은 위로가 아니라 죄를 짓도록 부추기는 것이다. 잘못이 없는 사람이 자책할 때, 또는 귀책사유가 분명치 않은 것을 자기 탓으로 돌리는 사람을 본다면, 네 잘못이 아니라고 말해주는 게 좋다. 어떤 사람은 난처한 상황에 빠지면 쉽게 자기 탓을 하는 경향이 있다. 자존감이 낮은 사람이 특히 그렇다. 후배가 내편을 들어주면서 "형 잘못이 아니에요."라고 말했을 때, 진심으로 고백하건대 구원을 만난 듯 기뻤다. 자책으로 만든 어둡고 두꺼운 구름이 걷히고, 눈앞에 찬란한 태양이 온천지에 비치는 느낌이었다. 내편을 들어준다는 게 이렇게 좋은 것인 줄 그때 처음 알았다. 아무리 허우적거려도 발이 닿지 않는 깊은 물에 빠졌는데, 갑자기 든든한 거북이 등에 올라탄 느낌이었다.

너무 잘하려고 애쓰지 마세요

의사 앞에서 우는 환자들은 대부분 과도한 기대와 의무의 희생양들이다. 부모나 형제가 끊임없이 희생을 요구하고, 조금만 주의를 기울이지 않으면 끝없이 불평을 늘어놓는다. 월급을 내놓으라고 하고, 월차를 내서 나를 어디로 데려다 달라고 하고, 제사는 무슨 일이 있어도 12시에 지내야 한다고 윽박지른다. 내 삶은 사라지고 무한희생과 봉사를 요구받는다. 왜냐면, 너는 내 딸·아들·누나·동생·부모이기 때문이다. 이런 게 아니라면 어려서 주입된 잘못된 가치관 때문에 직장에 성실해야 하거나, 자기가 세운 스케줄의 노예가 된다. 성과를 내기 위해 내 삶이 없거나, 경쟁에서 뒤처지지 않으려고 끊임없이 자기를 갉아먹는다. 그 결과, 환자는 지치고 자기 속을 모두 파 먹혀, 마침내 소진(burn out)된다.

환자 편들어주기는 이렇게 진행되어야만 한다. 무슨 일이 어떻게 잘못되었는지 들어주고, 그게 그 사람에게 얼마나 큰 고통인지를 파악한 뒤, 이렇게 말해야 한다.

"당신 잘못이 아니에요. 당신은 최선을 다하신 겁니다. 자책을 그치고 문제를 다른 쪽에서 바라봅시다. 해결책은 당신 안에 있는 게 분명하지만, 내 책임이라고 책망하고 있으면 해결책은 나오지 않습니다."

나는 가끔 간섭이 지나친 시부모에게 시달리는 며느리에게 분가하라고 권하기도 하고, 이혼 직전의 부부에게 결정을 미루고 심리 상담을 받아보라고 권하기도 한다. 사주를 봐줄 때도 있고, 환자 상태에 맞춰 이런저런 처방을 한다. 한약 처방은 사실 필요하다. 몸과 마음이 모두 소진된 환자들은 대개 번*이 있기 때문에, 번을 치료하는 한약은 필수다. 그런데 그냥 환자의 하소연을 들어주고, 나는 당신편이라고

---

* 번(煩): 번은 일본 고방파에서 주장하는 병을 만드는 네 가지 독(毒) 중 하나다. 그런데 결독이나 수독처럼 병을 일으키는 실체가 있는 게 아니라, 어떤 상황을 가리킨다. 번(煩)을 파자하면 불(火)이 머리꼭대기(頁)에 붙어 활활 타오르고 있는 형국이다. 그래서 번이 있으면 불면증이 오고 두통이 나타나고 얼굴이 붉게 상기되고 미친 듯이 화가 난다. 쉽게 말해서 열 받은 것이고, 신경정신과 환자들은 어떤 형태로든 번이 끼어 있다. 번을 치료하는 약물로는 치자, 석고, 황련 등이 있는데, 모두 성질이 차갑다. 뜨거운 병은 차가운 성질의 한약으로 치료한다.

말해주고, 그들의 자책이 방향이 잘못된 것임을 짚어주기만
해도, 상황은 호전되기 시작한다.

우리 교육은 윤리와 도덕을 철학적 기반으로 삼는다. 그
런데 그 윤리와 도덕이 과연 인간의 행복에 우선하는가? 시
대는 변하는데 과거의 예법과 도덕으로 사람을 옥박지르는
건 아닌가? 내 앞에서 펑펑 눈물을 쏟아내는 환자를 볼 때마
다, 우리 사회가 얼마나 개인의 행복을 가볍게 뭉개버리는
지 무참할 때가 많다. 한 사람이 한 우주인데, 그 우주 안에
서 어떤 지진과 해일과 폭풍이 몰아치고 있는지 상관하지
않는다. 윤리와 도덕은 사회를 유지하기 위해서 반드시 필
요하지만, 그것을 지키기 위해 개인의 행복을 무시해도 좋
은 건 아니다. 우리는 점점 더 개인의 행복과 자유가 중요하
다는 점에 눈을 뜨고 있지만, 그 속도는 너무 느리고, 희생자
는 곳곳에 쓰러져 있다. 그들 대부분이 여성이라는 점도 분
명하다. 남자라고 울고 싶지 않은 것은 아니지만(나는 영화만
봐도 운다), 내 앞에서 우는 환자 대부분이 여성이다. 이 세상
에 남은 마지막 식민지가 여자라는 언명을 떠올리면, 왜 여
자 환자들이 훨씬 더 많이 우는지 알 것 같다. 환자가 올 때,
내 마음은 복잡해진다.

내가 죽였어

첫 경험

내가 인턴 과정을 밟던 1980년대 말에는 꽤 다양한 환자가 한방병원에 입원했다. 중풍 환자가 가장 많았지만, 만성 간경화나 말기 암 환자, 강직성 척추염이나 길렌 바레 증후군 같은 근무력증 환자도 종종 입원했다.

간계 내과를 돌 때, 내 환자가 처음으로 돌아가셨다. 간경화가 돌이킬 수 없을 정도로 진행되어서 복수가 가득 차고, 간성 혼수도 자주 빠지고, 망상에 빠져 보호자와 아귀다툼도 곧잘 하셨던 분이었다. 아내 말은 거의 듣지 않았고, 거칠고 험한 말을 자주 했다. 간경화 막바지에는 인격 붕괴가 흔하게 나타난다.

"내가 죽었으면 좋겠지? ㅎㅎㅎ"

"난 못 죽어. 내 돈 다 쓰고 갈 거야."

"나 죽으면 어떤 놈한테 시집갈래."

이런 말을 툭하면 내뱉으니, 제아무리 보살심을 가진 사람이라 해도, 맨 정신으론 간병하기 어렵다. 그나마 아들에겐 그렇게 험한 소리를 하지 않았기 때문에 주로 아들이 간병했다. 내가 할 처치가 거의 없었다. 채혈은 간호사들이 다 했고, 이미 무슨 치료를 해도 돌이킬 수 없는 최종단계였기 때문에, 침도 잘 맞지 않았다. 그저 본인 소원이라 한약을 쓰면서 경과를 관찰하는 게 고작이었다.

병원 인턴 밑에 있는 건 마룻바닥뿐이라고들 한다. 하다못해 병원에서 청소하는 아주머니도 인턴보다는 아는 게 많다. 인턴 삼신이란 게 있는데, 장애인 비하 단어가 섞여 있지만, 현장감을 전하는 의미에서 그대로 옮겨본다. '잠잘 때는 귀신, 먹을 때는 걸신, 일할 때는 병신'이다. 인턴 때는 먹어도 먹어도 배가 고프고, 잠을 자도 자도 졸린다. 회진 돌다가 졸고, 콘퍼런스 시간에도 존다. 이게 심해지면 차트를 쓰다가도 존다. 그럴 수밖에 없는 게 인턴의 평균 수면시간은 4시간이 안 되는데다가, 그 네 시간조차 편히 자게 놔두질 않는다.

그때는 한밤중에 찾아오는 응급환자는 왜 그렇게 많았는지. 그래서 나는 지금도 구급차 사이렌 소리만 들리면 긴장한다. 가운을 벗지 않고 자는 경우가 많은데, 나중엔 응급실 간호사 콜이 오기도 전에 비상계단을 달려 내려가게 되더라.

먹는 건 3분을 넘기면 안 된다. 어떤 때는 수저질 서너 번으로 한 공기를 다 먹고, 김치를 꾸역꾸역 씹으면서 페이징*에 응답하러 달려가는 내 모습을 보게 된다. 그러니까 늘 배가 고프다. 간호과 분들과 사이가 좋으면 가끔 린넨실에서 컵라면이나 빵을 얻어먹을 수도 있지만, 그게 누구나 가능한 건 아니다. 게다가 결정적으로 무능하다. 레지던트는 인턴이 쓰는 차트를 기본적으로 불신한다. 아침마다 자기 환자 차트를 산더미처럼 쌓아놓고 상급 레지던트에게 검사를 맡는데, 그때 깨지지 않는 인턴이란 존재할 수 없다. 자기들도 인턴 과정을 거쳐본 자들이라서 인턴이 어디서 어떻게 거짓말을 하고 있는지를 귀신처럼 알아낸다. 차트조차 제대로 못 쓰는 인턴이 대체 뭘 잘하겠는가. 그러니 걸신, 귀신에 이어 병신 소리를 노다지 듣게 된다. 성질 더러운 레지던트

---

* 페이징(paging): 병동 간호사가 문제가 생긴 환자 담당의를 호출하는 방송. 페이징만 없다면 병원 생활은 그럭저럭 할만하다.

들은 귀싸대기를 날리거나 발로 걷어찬다. 나는 레지던트 1년차들이 나랑 대학 입학 동기였기 때문에 얻어맞지는 않았지만, 이걸 일이라고 했어? 당신, 한의사 맞아? 소리를 들으면서 살인 충동에 시달리긴 했다.

아무튼 인턴이 하는 일은 레지던트가 놓은 침 뽑기, 관장하기, 도뇨관 삽관이나 운동 지도 따위가 전부인데, 임종을 앞둔 말기 간경화 환자에게 인턴이 할 수 있는 일이 별로 없었다. 그래도 그것은 분명하다. 307호에 들어가면 환자는 대개 아들에게 화를 내고 있었다. 시무룩한 아들은 고개를 떨궜고, 병실 가득 시커먼 분노와 절망이 뚝뚝 묻어났다. 환자의 배는 복수로 가득 차서 불룩 솟구쳤다. 푸르딩딩한 동맥이 복부 전체에 굵게 드러나고, 빨간 핏줄이 마치 거미 다리처럼 방사형으로 퍼져나가는 거미상 혈관종이 곳곳에 드러나 있었다. 걸핏하면 코피가 터졌기 때문에 비릿한 피 냄새가 허공중에 떠돌고 있었다. 나는 그저 기계적으로 기분은 어떠시냐고 물었고, 환자는 만사가 귀찮다는 얼굴로 똑같다고 말했다.

"똑 같으시다고요? 뭐가요?"

"기운은 없고, 기분은 더러워요. 자꾸 말 시키지 마세요."

지금이라면 어떻게든 환자를 웃겨보려고도 했겠지만, 아직 서른도 되지 않은 햇병아리 인턴에게 그 환자는 너무 버거웠다. 죽음을 향해 하루하루 시들어가는 환자에게 나는 아무런 위로도 줄 수 없었다. 입·퇴원에 관한 한 인턴은 아무런 발언권도 없으므로, 왜 퇴원하지 않느냐고 말할 수도 없었다. 그는 서쪽으로 난 창문으로 들어오는 대흥동의 석양을 받으며 노랗게 사위고 있었다. 불처럼 화를 내거나 코피를 터트리면서.

인턴 때는 외출도 잘 시켜주지 않는다. 외박은 더 어렵다. 거의 한달 만에 외박을 나갔다. 인수인계를 마치고 병원 문을 나서는 내 발걸음은 튀어 오르는 고무공처럼 발랄했다. 지긋지긋한 페이징도 없고, 차트 검사도 없고, 변비 환자 관장도 없다. 아무도 나에게 뭐라고 하지 않는다. 마시고 즐기자. 그렇게 주말을 보내고 월요일 새벽에 병원에 복귀했다. 307호 환자가 없었다. 어찌된 일이냐고 물으니 내가 오프로 나간 토요일 저녁, 대량의 식도정맥류 출혈이 발생했다는 것. 병실 바닥과 벽에 핏물로 도배될 정도로 출혈이 많아서 긴급 퇴원하셨다고 했다.

병실 회진 돌기 전에 307호 문을 빼꼼 열었다. 일요일에
조무사들이 출혈 흔적을 지웠는지 그냥 빈 병실일 뿐이었
다. 다만 나만 느낄 수 있는 희미한 피비린내가 병실 안에 떠
돌고 있었다. 갑자기 헛구역질이 났다. 화장실로 가서 토하
려고 해봤지만 아무것도 나오질 않았다. 인턴은 의국 안에
서 담배를 피울 수 없다. 그 새벽 구석진 화장실 안에서 주먹
으로 입가를 훔치며 나는 허겁지겁 담배 한 개비를 피워 물
었다. 어차피 돌아가실 분이라고, 본인이나 보호자들도 다
그렇게 알고 있지 않았냐고, 상급 레지던트나 과장님도 뾰
족한 수가 없지 않았냐고 나 자신을 달랬지만, 메슥거림은
어쩔 수 없었다. 내가 죽인 첫 번째 환자였다.

의료인들은 자기가 맡고 있던 환자가 돌아가시면, "내가
죽였다."라고 말한다. 이 간경화 환자처럼 비가역적 상태에
놓인, 설령 뇌사 판정을 받은 환자라 할지라도, 환자가 사망
한 경우와 숨을 쉬고 있는 차이는 엄연하다. 그러나 늙고 병
든 육신은 쉽게 목숨을 내려놓는다. 의료인이란 그 운명적
인 운명(殞命) 앞에서 언제나 자책하는 존재다. 내가 죽였어,
이 환자는 내가 죽였단 말이야. 물론 그 자책은 그렇게 죽음
을 타자화해야만 겨우 버텨나갈 수 있는, 가장 가까운 곳에

서 만나는 죽음의 민낯을 노다지 보고 있는 의사들의 허약한 자기방어이기도 하다.

노란 보름달 뜬 둑방길

한의학이 위기라는 말이 많은데 다 한의사들의 자업자득이다. 시대가 변하는데 그 변화에 부응하지 못했다. 보약은 전가의 보도가 아니다. 한의학은 질병 치료 의학이라는 확신을 국민께 드렸어야 했다. 그러지 못하고 소극적으로 보약에만 의존했던 죄가 크다. 게다가 국가에서 65세 이상 노인에게 한약을 건강보험 적용해주겠다는 제안을 했을 때 걷어찬 게 누군가. 바로 한의사 자신이다. 이기심에 눈이 멀어 미래를 내팽개친 것이고, 식견을 갖추지 못한 자를 회장으로 뽑아 회무를 맡긴 잘못이 크다.

아무튼 1980년대 말까지는 많은 중풍 환자들이 양방에 가지 않고 한방병원으로 먼저 입원했다. 지금은 대부분 후유증 치료를 받으러 입원하는 경우가 많다고 들었다. 안타까운 일이다. 중한 환자를 많이 봐야 임상에 자신감이 생기는데, 중풍 후유증 치료는 사실 시간과 싸움이고 환자 노력이 중요하다. 의사가 실력을 발휘할 여지가 많지 않다.

심계 내과 인턴을 돌 때 일이다. 우리나라 한의학은 현재 내과를 간·심·비·폐·신 다섯 개로 나눠서 진료한다. 앞에서 적은 환자는 간계 내과를 돌 때 만났던 환자분이었고, 이 분은 심계 내과 환자였다. 환자분은 부여 세도에서 약국을 하셨던 분이라고 했다. 고혈압 기왕력이 있었고, 고혈압성 뇌증이 몇 번 있어서 치료받은 사실이 있었다. 고혈압성 뇌증과 일과성 뇌허혈증은 중풍 전조증이다. 이게 나타나면 앞으로 본격적인 중풍이 발생할 가능성이 매우 높기 때문에 예방이 중요하다. 고혈압성 뇌증 환자라면 혈압 관리에 특별히 신경을 써야 한다. 싱겁게 먹고, 체중과 체온을 적절하게 관리하고, 술·담배 끊고 운동을 열심히 해야 하는데, 이게 거의 수도승 생활이다. 대개는 지키지 못한다.

사실 이 분은 입원 중에 특별한 에피소드가 떠오르지 않는다. 그럴 수밖에 없는 게 가벼운 중풍 증상으로 입원한 지 일주일 만에 대량의 뇌출혈이 재발해서 불가피하게 집으로 모신 분이었기 때문이다. 이런 경우가 종종 있다. 뇌경색 치료를 하다가 뇌출혈로 이어지거나, 입원 중에 대량의 뇌출혈이 재발하는 환자가 드물지 않게 있다. 중풍이란 말이 바람에 얻어맞았다는 건데, 영어로도 스트로크(stroke)라고 부른다. 크게 공격받은 것이다. 문제는 이런 공격이 한 번으로 끝나지 않는다는 것이다. 보통 4주 안에 재발되는 경우가 매우 많다.

급히 CT 사진을 찍어보니 이미 중심선이 많이 밀렸고, 아주 심한 뇌부종이 왔다. 동공반사도 없고 심부건반사도 없는 등, 모든 생명징후가 회생 불가 단계였다. 산소호흡기만 떼면 바로 돌아가실 분이었다. 상급 레지던트가 가족을 불러 상황을 설명하고 집으로 모셔야 하는 상태라고 알렸다. 당시만 해도 장례를 집에서 치르던 때였다. 병원 장례식장이 있기는 했지만 보통 대개 집에서 장례를 치렀다.

의국장은 나에게 댁까지 가면서 앰부백*을 유지하라고 지시했다. 사실 의학적으로는 이미 돌아가신 상태였다. 앰부를 유지할 이유가 없었다. 하지만 우리네 관습이 어디 그런가. 가장 꺼리는 죽음이 객사니까, 어떻게 해서라도 집까지는 돌아가시지 않은 것처럼 보여야 했다. 기관지에 관을 삽입하고 양손에 잡은 앰부백을 쥐어짜서 수축시키면 공기가

---

* 수동식 산소 공급 장치. Air Mask Bag Unit의 앞 글자를 따서 앰부(AMBU)라고 약칭한다. 병원에서는 흔히 앰부백이라고 부른다.

폐로 들어간다. 이미 돌아가셨다는 사실을 알 리 없는 유족들은 고인의 가슴이 오르내리는 것만 보면서 아직 생존해 계시다고 믿는다. 송장은 집 문턱을 넘어서지 못한다는 풍습이 남아 있던 때다. 어떻게든 집 안방에서 돌아가신 것처럼 해야 했기 때문에, 전국 병원에 있는 인턴은 누구나 할 것 없이 앰부백을 짜면서 환자가 돌아가시지 않은 것처럼 연기를 해야 했다.

퇴원수속을 밟고 보호자 한 명과 환자를 구급차에 태우니 밤 12시가 넘었다. 논산을 거쳐 부여로 달리는 구급차 안에서 나는 반쯤 졸아가며 앰부백을 쥐어짰다. 그날이라고 특별할 것은 없었다. 새벽부터 회진을 돌았고, 사십 명이 넘는 입원환자를 돌봤다. 중풍환자들은 팔다리만 마비가 오는 게 아니라 장운동도 되지 않는다. 열 명 중 아홉 명은 심한 변비에 걸린다. 인턴이 다 관장해줘야 했다. 도뇨관을 삽관해야 하는 환자도 있었고, 입원환자도 많았다. 당연히 온갖 검사가 쏟아졌다. 나는 하루 종일 병동과 검사실과 응급실을 오르내리며 반쯤 얼이 빠진 상태였다. 앰부백을 짜는 손이 자꾸 느려졌다. 비몽사몽 중에 무슨 소리가 들렸다.

머리카락이 쭈뼛 섰다. 내가 무슨 환청을 들었나? 환자가 무슨 소리를 낼 리는 만무했다. 이미 내부적으로는 사망 판정을 내렸던 환자 아닌가. 근래 들어본 중에 가장 큰 뇌출혈 환자였다. 출혈과 거의 동시에 뇌사상태가 됐을 것이다. 그런데 무슨 소리를 낸단 말인가. 나는 환자 눈꺼풀을 열고 라이트를 비췄다. 그러자 환자의 동공이 살짝 수축했다. 아니, 그런 것처럼 보였다. 나는 미친놈처럼 앰뷸런스 기사에게 차를 세우라고 소리쳤다. 그리고 환자에게 심폐소생술을 시행했다. 팔꿈치를 수직으로 펴서 심장을 압박한다. 하나 둘 셋 넷… 삼십. 한 손으로 코를 막고 입을 벌려 두 번 크게 숨을 불어넣는다. 다시 하나 둘 셋 넷… 심장 압박, 이어서 두 번 크게 입을 벌리고…. 그러자 내 입으로 환자 위액이 넘어왔다. 구급차 밖으로 뛰어 내려가 토했다. 저녁 먹은 것이 끝도 없이 넘어왔다. 학생 때부터 친분이 있던 구급차 엄 기사가 내 등을 두들겨 주었다. 차 안에 비치된 생리식염수로 입을 헹구고, 우리는 말없이 담배를 나눠 피웠다. 친한 형이었던 엄 기사가 조용히 말했다.

"환자에게 열심이네. 너무 정주지 말아. 나중에 힘들어."

우리는 사이렌을 끄고 조용히 세도에 있는 집 안마당까

지 환자를 옮겼다. 나는 어떻게든 다시 삽관했고 앰부를 유지하고 있었다. 안방으로 모시고 앰부를 제거하고 맥을 재고 돌아가셨음을 선언했다. 유족들은 일제히 울음을 터트렸다. 엄 기사와 나는 들것과 기도에 삽입한 관, 앰부백을 챙겨 뒷걸음으로 물러나왔다. 논산 지나 부여 조금 못 미쳐 있던 그 둑방길, 내가 욱욱거리며 토하던 그 둑방길 위엔 오늘도 노란 보름달이 떠있을 것이다. 누구도 그렇게 해야 한다고 강요한 건 아니었다. 하지만 환자가 살아날 가능성이 있다고 판단했기 때문에 나도 모르게 취했던 그 인공호흡이 가끔 생각난다. 물론 그건 내 경험이 미숙했기 때문에 빚어진 해프닝이었다. 사람이 죽기 직전에 보인다는 회광반조*이었을 것이다. 어쨌든 이미 내가 담당했던 환자분 중에서 여러 명이 돌아가신 뒤였지만, 부여 세도까지 앰부를 짜며 모셨던 그 환자분과 한의사 면허증을 받아 들었을 때의 초심이 겹친다. 그때는 내가 장차 여러 모로 부족한 한의사가 될 줄 몰랐기도 했다.

---

* 회광반조(回光返照): 해가 지기 전에 잠깐 밝아지는 것, 또는 환자가 돌아가시기 직전에 잠깐 정신이 맑아지는 것을 의미한다.

목사 사모는 왜 아픈 데가 많을까

세상에서 가장 아픈 사람

내 생각에 스트레스 수치가 가장 높은 직업군은, 그걸 직업이라고 할 수는 없겠지만, 단연 개신교 목사 사모다. 오래 된 교회거나 이제 막 개척 예배를 드렸거나, 규모가 크거나 봉고차 한 대로 전 교인을 실어 나를 수 있거나 상관없다. 목사 사모는 그 어떤 직업군, 어떤 갈래의 사람보다 아픈 곳도 많고 고칠 곳도 많은 사람이다. 이유는 간단하다. 누구에게나 사랑받아야 하는, 다른 말로 하자면 누구에게도 화를 내면 안 되는 사람이기 때문이다.

목사는 오히려 신자들에게 지은 죄를 꾸짖기도 하고, 회개하라며 준엄하게 명하기도 한다. 하지만 목사 사모는 그럴 수 없다. 교회는 사람이 모이는 곳이다. 사람은 모이면 패거리를 짓기 마련이다. 무리를 지으면 사람은 다른 패거리를 탓한다. 목사에게는 상대 패거리의 험담을 늘어놓지 않지만, 사모라면 이야기가 다르다. 사모는 그 모든 음해와 탓하기와 핑계를 미소와 이해로 감싸 안아야 하는 자리다. 여기서는 이 말 하고, 저기서는 저 말 해야 하는 사람이다. 모든 불평을 혼자 묵묵히 삭여야 하는 사람이다.

누구를 일방적으로 편드는 사모라? 그 교회는 찢어지고 만다. 그래서 사모는 모든 것을 혼자 삭인다. 상대가 누구든 사모는 웃어야 한다. 이 글을 읽는 독자 중에서 혹시 교회 사모가 화내는 걸 본 적이 있는지? 목사 사모의 자리에서 내려가고 싶은 분이라면 모를까, 사모는 화내지 않는다. 그래서 자기 혼자 속으로 병든다. 불교에 대처승이 있고, 기독교엔 성공회가 있지만 왜 성직자라고 하면 대부분 독신일까. 가정이란 세속의 무게에 치여 성직자의 본분을 잊지 않기 위해서다. 목사 사모가 하는 여러 역할이 바로 타 종교에서는 성직자 스스로 감당해야 하는 세속의 무게다. 다른 종교에 비해 유난히 개신교에서 이런저런 추문이 잦은 이유 중 하나가 목회자가 감당해야 할 부담을 사모가 대신 짊어지기 때문 아닐까. 목사 사모는 십자가를 지고 가시 면류관을 쓴 분이다. 영광과 섬김을 누리는 자가 아니다.

오늘 내원한 환자도 목사 사모였다. 이미 여러 해 전부터 나에게 치료받으러 다닌 분이었기에, 무엇이 문제인지는 이미 알고 있었다. 대부분의 사모가 그렇듯 그분도 아픈 이유를 자세히 말하지 않았다. 그저 본인이 갱년기라서 그런가 보다고 말했다. 하지만 갱년기 여자 모두가 그분처럼 명치 끝이 콱 막혀서 늘 답답하고, 불면증 때문에 양방 수면제를 매일 먹어야 하는 것은 아니다. 배에 가스가 차서 늘 부글거리는 것도 문제였고, 무엇보다도 피곤하고 지쳐서 도무지 아무것도 할 수 없을 만큼 무기력했다. 정말 한눈에 봐도 너무 지쳐 보였다.

맥을 짚는다. 지극히 가늘어서 금방이라도 끊어질 것 같은 맥이 할딱할딱 간신히 놀고 있다. 출산이나 수술 때문에 피를 아주 많이 흘린 사람에게서 나타나는 세맥(細脈)이다. 혈(血)이 부족하고 혈액순환이 매우 느린 사람에게서 나타나는 맥이다. 보통 양방에서 빈혈이라고 말하면 적혈구와 혈색소의 크기와 농도가 낮은 걸 의미하지만, 한의학에서 혈소(血少)란 혈액 총량(볼륨)이 부족한 걸 의미하는 경우가 많다. 사람은 보통 자기 체중의 6~8퍼센트 정도가 혈액량인데, 때에 따라 편차가 크다. 보통은 5~6리터라고 말하지만 소위, '피가 마르는(血枯)' 상황일 때의 혈액량은 이보다 적다. 피가 마르는 일을 자주 겪으면 안 된다. 피 마르고 진땀나는 일을 자주 하면 사람은 반드시 병들게 된다. 농담이 아니다. 피 마르는 일을 자주 하면 정말로 피가 부족해진다. 개념이 먼저 생기고 현상이 나타나는 게 아니다. 언제나 현상을 설명하기 위해 개념(언어)이 만들어지는 법이다. 피가 모자라 병이 생긴 다음에 피 마른다는 표현이 생긴다. 그러니까 단지 수사학적인 문제가 아니다. 피 마르는 일을 자주 겪으면 정말로 피가 모자라게 된다.

그이는 피만 부족한 게 아니었다. 사모에게 그저 헌신과 희생만 강조하는 남편을 오랫동안 뒷바라지하면서 이미 기진맥진한 상태였다. 사람의 생리 기전은 기혈이 전부인데, 그 둘이 모두 바닥을 드러낸 상태니, 어떻게 아프지 않을 수 있겠는가. 온몸이 아프고, 기운이 하나도 없고, 잠도 오지 않고,* 상하가 막혔으니 명치끝이 답답하고, 그래서 뱃속이 부글부글 끓게 된다.

차가우면 암 생긴다

안타까운 마음으로 일단 왕뜸을 뜬다. 뜸은 쑥을 태워서 뜨거운 기운을 직접 넣어주는 치료법이다. 인간은 태어날 때 받은 양기를 점점 소모하다, 결국 뜨거운 기운이 완전히 식으면 죽음을 맞게 되는 존재다. 사람의 몸이 차가워서 생기는 병중에서 대표적인 게 암(癌)이다. 암은 아주 어린 아이에게도 나타나지만 대부분 나이 든 사람에게 찾아온다. 노인과 아이를 구분하는 가장 큰 차이는 열의 유무이다. 아이들이 한겨울에도 발가벗고 뛰어놀 때, 노인은 한여름에도 무릎에서 찬바람이 분다고 싸늘하게 식은 손으로 주무르고 있다.

혹시 심장암과 소장암이란 병명을 들어본 적이 있는가. 거의 듣지 못했을 것이다. 소장암은 흔하게 있을 것 같은데 사실 매우 드물다. 십이지장부터 소장이라 부르고, 십이지

---

* 반복해서 강조하지만, 기운이 있어야 잠을 잘 수 있다. 보통 불면은 혈이 부족해서 생기는 문제라고 보지만, 임상에서 볼 때 불면증 환자 중 양약을 먹어야 겨우 잠이 드는 환자 대부분은 기혈이 모두 극단적으로 부족한 경우가 태반이다.

장암은 다수 발견된다. 하지만 이것은 위장과 십이지장이 서로 붙어있기 때문에 우리나라에 많은 위암이 십이지장으로 전이되었거나, 위암과 십이지장암이 아주 근소한 시간차를 두고 발생한 것으로 보는 게 옳다. 심장과 소장은 원발성 암이 거의 나타나지 않는 장기이다.

심장과 소장에 원발성 암이 잘 생기지 않는 까닭은 현대의학으로는 풀어낼 길이 없다. 하지만 한의학 관점에서 보면 아주 간단한 문제다. 이 두 장부는 오행 중 불(火)에 해당하는 뜨거운 장기이기 때문이다.* 심장이 뜨겁다는 말은 쉽게 이해된다. 죽을 때까지 쉬지 않고 일하는 유일한 장기로 그야말로 불 기관차 같은 존재가 심장이니까. 그런데 소장은 왜 불에 속하게 됐을까?

소장은 소화가 일어나는 장소다. '소화'란 말은 일본인들이 현대의학 용어를 받아들일 때, digestion을 번역한 말이다. 소화에 해당하는 한의학 고유 용어는 부숙(腐熟)이다. 부는 썩을 부, 숙은 익힐 숙이다. 소화란 썩는 것과 비슷한 과

---

* 오장육부는 모두 오행에 배속되는데 간과 쓸개는 목(木), 비위는 토(土), 폐와 대장은 금(金), 신장과 방광은 수(水)에 해당한다.

정이다. 두엄더미 모아두면 어떻게 되는가. 한겨울에도 뜨끈뜨끈한 열이 생긴다. 소화는 뜨거워야 일어나는 생리현상이다. 배가 차가운 사람은 소화가 잘되지 않는다. 그래서 배는 언제나 말랑말랑하고 따뜻해야 한다.

머리는 서늘하게 하면 병이 생기지 않고, 배는 뜨겁게 하면 아프지 않다는 말이 있다.* 소화는 소화를 전담하는 소장이 뜨거워야 잘된다. 배는 언제나 따뜻해야 한다. 그러니 젊은 여성이 배꼽티를 입고 다니는 게 보기는 좋을지언정 건강에 좋을 리는 없다. 마찬가지로 남자가 꽉 끼는 바지를 입는 것은 좋지 않다. 남자의 고환은 뜨거운 곳이다. 우리말로 불알이라고 하지 않은가. 글자 그대로 불(火)+알(卵)이다. 실제로 고환은 온도가 올라가면 정자 생성능력이 현저하게 떨어진다. 그래서 정말 중요한 곳이라 소중하게 숨겨야 하는데 불가피하게 몸 바깥으로 튀어나온 것이다. 원래 조물주가 공랭식으로 디자인했는데, 스키니 진처럼 꽉 끼는 바지

---

* 두무냉통, 복무열통(頭無冷痛, 腹無熱痛): 흔히 어린아이를 키울 때 손발과 배는 따뜻하게, 머리는 서늘하게 키우라고 말한다. 비단 어린아이뿐만 아니다. 오히려 어른들이 꼭 지켜야 하는 양생의 비밀이다. 반대로 머리가 뜨끈뜨끈해서 도무지 올바른 판단을 내리지 못하는 상태가 소위 열 받은 것인데, 평상시 살면서 자주 열 받은 사람은 오래 살지 못한다. 화가 자주 나는 사람은 중풍이나 치매처럼 뜨거워서 생기는 병이 오기 쉽다. 마땅히 자제하고 삼가야 할 일이다.

를 입고 다니면 정자 생성에 좋지 않다. 남자라면 허리띠는 꼭 하고, 스키니 진은 멀리하는 게 좋다.

이런 이유로 심장과 소장에는 원발성 암이 거의 생기지 않는다. 임상에서 암 환자를 보면 십중팔구는 손발은 싸늘하고 머리는 열이 꽉 차 있다. 매사에 짜증과 불만이 가득하고 의사를 불신하며 불면증과 각종 나쁜 생각, 스트레스로 고통 받는다. 이런 분들은 예후가 대체로 불량하다. 배는 차갑고 소화도 안 된다. 암 치료 과정 중에 항암제와 방사선치료가 모근세포와 소화기관을 심하게 공격하기 때문에도 그렇지만, 말기 암 환자는 머리는 뜨겁고 배는 차가운 경우가 대부분이다. 임상에서 예외를 본 기억이 거의 없다.

수승화강이 가장 중요하다

수승화강*이란 이론이 있다. 수는 물이고 화는 불이다. 장기로 따지자면 심장이 불이고 신장이 물이다. 불은 양기를 상징하고 물은 음기를 지칭한다. 음양이 상호 의지하고 길항

_____

* 수승화강(水昇火降) : 물은 올라가고 불은 내려와야 한다는 말인데 한의학의 생리이론 중에 가장 중요하고 기본이 되는 이론이다. 뜻밖으로 도박꾼들이 이 말을 자주 쓰는데, 머리가 차가워야 도박에서 이길 확률이 높아지기 때문이라고 한다. 과연 그럴듯하다.

하면서 인체의 생명활동을 주관하는데, 차가운 물 기운이 위로 올라가서(신장은 심장보다 아래에 있다) 불이 다 타버리지 않도록 식혀주고, 뜨거운 불기운은 아래로 내려와서 물이 얼어버리지 않도록 데워줘야 한다는 게 수승화강의 의미다.

자연 상태에서는 물은 내려가고 불은 올라간다. 그러나 사람 몸 안에서는 이게 반대로 되어야만 교류가 일어나고 생명활동이 원활하게 일어난다. 마치 주역에서 지천태 괘를 보면 땅이 하늘을 올라타고 있지만 가장 안정되고 길한 괘이며, 천지비 괘는 건괘가 위에 있고 곤괘가 아래에 있으나 모든 것이 막혀서 가장 흉한 괘인 것과 같은 이치이다.[*]

수승화강이 제대로 되지 않으면 화는 위로 올라가서 음이 메마르게 되고, 수는 아래로 가라앉아 고립되고 얼어붙는다. 그 결과 위로는 불면증, 두통, 어지러움, 이명증, 각종 신경증이 나타나고 아래로는 소화불량, 수족냉증, 요통과 관절증, 부종, 비뇨생식기계의 여러 병증이 나타나게 된다.

[*] 지천태 천지비

그것의 극단적인 상태가 바로 암이다.

공진단은 원나라 시대에 개발된 약인데 수많은 한약 처방 중에서 유일하게 수승화강을 치료하는 약이라고 소개되어 있다. 임상에서 보면 중풍 예방과 치료, 치매 예방과 치료, 파킨슨병의 치료, 각종 신경정신과 병증의 치료에 필수적이니 뇌의 병을 치료하고 간장의 피로를 풀며 피를 맑게 하고 기혈의 순환을 강력하게 추동하는 약이다. 개업 직후 필자 아버지가 큰 수술을 두 번 받고 기력이 몹시 쇠약해졌다. 일반적인 보약으로 쉽게 회복되지 않아서 공진단을 직접 만들어 드렸는데, 과연 명약이었다. 이름에 합당한 놀라운 회복을 보였다. 그 뒤로 천하제일의 명약으로 알고 25년 동안 즐겨 처방하고 있다.

그 사모는 치료 중에 몹시 민망해했다. 왕뜸을 뜨는 중간에 난데없이 방귀가 연속적으로 터졌기 때문이다. 나는 민망해하지 마시라고 위로했다.

"차가운 배에 뜨거운 불기운이 들어가서 기가 통하는 것입니다. 오히려 치료할 수 있다는 좋은 신호니까 민망한 게 아니라 기뻐해야 할 증상입니다."

뜸 뜨고 침 맞는 중에 손발도 조금 따뜻해졌고, 맥도 조금 가라앉았다. 사모는 진료실부터 눈물을 줄줄 흘렸지만, 치료실에서 침을 놓으면서 내가 건네는 위로의 말을 들으면서도 많이 울었다. 자기가 그동안 얼마나 힘들고 서러웠는지 말하는 중에 사모의 얼어붙은 몸과 마음이 조금씩 풀리는 걸 느낄 수 있었다. 세상의 모든 목사는 사모에게 잘해야 한다. 목사는 절대 알지 못하는 사모만의 아픔과 서러움, 분노와 슬픔, 억울함이 차곡차곡 쌓여 있기 때문이다.

나는 마지막으로 말씀드렸다.

"사모 자리에 계시니까 싫은 소리 하기 어려우실 겁니다. 하지만 옳지 않은 일은 그르다고 하시고, 교인들이 잘한 일만 칭찬하셔야 합니다. 지금처럼 누구에게나 사랑받고자 이쁨 받고자 하면 결국 남는 건 병들고 괴로운 사모 몸뿐입니다. 영광은 하늘나라 아버지께 있다지만, 그 영광을 드러내기 위해 사람이 병들 필요는 전혀 없습니다. 앞으론 싫으면 싫다고 하시고, 안 되는 건 안 된다고 하십시오. 그래야 사모 건강을 지킬 수 있습니다."

치료약과 공진단 두 달 분으로 사모의 증상은 사라졌다.

거절은 여전히 잘 못 하지만 그래도 전보다는 많이 나아졌다며, 왕뜸 치료를 받으러 주기적으로 내원한다. 병이란 내가 원한 것은 아니지만, 대개 나로 인해서 시작된다. 내가 바뀌지 않으면 병도 나가지 않는다. 거듭해서 말하지만, 병은 의사가 치료하는 게 아니다. 환자가 스스로 낫는 것이다. 환자 본인이 바뀌지 않으면 병도 환자를 떠나지 않는다.

당신은 귀한 사람입니다

모욕감에 치를 떨다

사례 1

보름 전쯤에 거액의 돈을 사기 당했다. 진료실에 들어
왔을 때 남자의 상태는 조금 심각했다. 얼굴이 시뻘겋
고, 말을 더듬었으며, 수축기 혈압이 200을 넘었다. 이
주 내내 잠을 못 잤고 밥도 못 먹고 똥도 안 나온다고.
평생 안 피우던 담배를 하루 세 갑씩 피우고, 불안하고
어지럽고 기운이 하나도 없었다. 맥은 대홍(大洪)맥으
로 거칠게 쾅쾅 울렸다. 설태는 황갈색에서 흑색으로
변해가는 중이었다. 복진을 해보니 복압이 대단히 높

고 심하에 돌덩이가 만져지며 대변은 조시*가 되어 있었다.

여러 말할 것 없이 왕뜸을 뜨고 백회와 사관, 족삼리에 침을 놓고 내관에서 외관혈로 투자했다. 대추와 전중에서 부항을 붙여 피를 한 종지씩 빼내고, 곡운침으로 놓아 사지말단에서 사혈을 했다. 그러고 나자 겨우 한숨을 돌린다. 처방은 삼황사심탕과 공진단을 일주일분 줬다. 그걸 줘야 할 정도로 기가 막혀 있었고, 울화가 극심했다.

사례 2

역시 보름 전쯤에 감기가 왔다. 기침과 가래, 몸살은 다나았지만, 어찌 된 일인지 열이 떨어지질 않는다. 38도 정도 되는 미열이 계속해서 난다. 너무 기운이 없고 이명증이 있어서 난생 처음 수액을 맞았더니 혈압이 갑자기 90 아래로 떨어졌다. 어지럽고 온몸이 붓고 입이 말랐다가 지금은 물 마시기가 싫다. 맥은 부완(浮緩)하다. 오풍도 없고 신체통도 없고 식사와 대소변은 정상,

---

* 조시(燥屎): 마른 똥. 보통 열이 심한 환자에게서 보이고, 복진해보면 동글동글한 덩어리로 만져진다. 조시가 촉지될 정도면 환자의 열이 대단히 많은 것임을 알 수 있다.

수면도 정상. 대관절 이 열은 뭐람?

사연을 들어보니 아니나 다를까. 삼 주 전쯤에 기본이 안 돼 있는 학부모와 고소 직전까지 갔다. 내 새끼만 잘 봐달라는 억지를 들어주지 않자 전화를 해서 담임에게 쌍욕을 해댄 모양이다. 이제 임용된 지 10년 차 되는 나름 중견 선생님인데 처음 당하는 꼴이다. 수치감과 분노로 어쩔 줄을 모른다. 아무것도 하기 싫고 그냥 산속에 들어가서 책이나 읽으며 무위도식하고 싶다고 하소연한다. 나는 오래도록 이야기를 들어줬다. 태양병 열결방광에 축수증이니 오령산으로 호전될 환자인데, 문제는 열이 아니다. 두 사람 다 마음이 문제였다.

내 마음이 나를 탓하다

큰돈을 떼이거나 쌍욕을 들었다. 당신이라면 어떨 것인가. 당연히 화가 난다. 상대방에 대한 불타는 적개심과 울화가 치솟는다. 그러고는? 마음은 일면적이지 않다. 그런 봉변이나 손해를 입은 상태, 다시 말하면 큰 스트레스를 받은 상태가 되면 우리는 그것을 어떻게 해서든 이해하려 한다. 당연히 상대방이 잘못한 것이지만, 그것만으론 설명되지 않을 정도로 큰 스트레스가 오면, 우리 몸은 기이하게도 나에게 책임 중 일부를 돌린다. 나에게 무슨 잘못이 있었기 때문에 이런 일이 일어났다고 생각하게(의심하게) 한다.

그것은 우리가 받은 교육 때문이다. 우리는 기본적으로 인간은 선하다는 가르침을 받고, 스스로 책임을 지라고 배우며, 소비보다는 근검절약이 좋다고 알고, 노는 건 악덕이요 성실한 게 제일이란 교육을 받으며 자랐다. 다시 말해서 우리는 윤리적 인간으로 자란다. 끊임없이 타인을 원망하고 미워하는 것은 생각보다 에너지 소모가 많은 일이다. 게다가 우리의 윤리관에 어긋나기도 한다. 그래서 우리 마음은 책임 일부를 자기 탓으로 돌리는 것이다.

문제는 이런 것이 너무 지나친 사람들, 자기에게 책임을 묻거나 문제를 내면화하는 게 습관화된 사람들이 많고, 이런 분들에게 위와 같은 일이 생기면 자기 자신을 공격하고 나무라고 꾸짖는 정도가 너무 심해지는 것이다. 그래서 돈을 떼였거나 인격적 모욕을 받았다는 정신적인 문제가 불면과 불안, 불식 증상으로 나타나고, 감기몸살과 계속되는 발열, 극심한 피로감으로 나타나는 것이다. 이런 환자에게 아무리 해열제를 준들 낫겠는가. 앞의 환자가 원한다고 수면제를 처방하면 되겠는가.

사회구조적인 폭력의 희생자들은 책임을 자기에게 돌린다. 그래서 가정폭력의 희생자들이 스스로 자해하고 가출하고 성적인 방종 상태에 노출되기 쉬운 것이다. 나에게 아무 잘못이 없는데 일방적이고 무지막지한 폭력에 반복해서 시달리면, 그 폭력이 내 탓이란 생각에 빠지는 것이다. 물론 잘못된 생각이다. 다만 우리 마음이 그렇게 시키는 것뿐이다. 그래야 내가 살기 때문이긴 한데, 그런 상황이 얼마나 나쁜지는 굳이 설명하지 않아도 이해하시리라. 자존감이 낮아지고 삶의 질이 현저하게 떨어진다. 사실을 왜곡하기 때문이다.

스스로 탓하지 말자

나는 두 사람에게 각각 설명했다. 우리가 살아가면서 원하지 않는 봉변과 불운, 재난과 횡액을 만난다. 내가 잘못했다면 정말 우연히 그 시간에 그 장소에 있었다는 건데, 그것을 자기 탓으로 돌리면 안 된다. 물론 이런 일을 계기로 좀 더 내 행동과 관계를 점검할 필요는 있겠다. 하지만 그것도 지나치지 않아야 한다. 무엇보다 내 탓으로 이런 일이 생겼다고 믿어선 안 된다. 타인의 시선에 따라 나를 맞추지 마라. 나는 그냥 나로서 존귀하고 훌륭하다. 누구에게 사기를 당했다고 바보가 되는 것도 아니고, 아무 이유도 없이 쌍욕을 들었다고 내가 저열한 인간이 되는 것도 아니다.

생각해 보라. 교육대학에서 4년, 임용되고 10년 동안 수많은 수업을 들었고 책을 읽었고 연수를 가지 않았나? 교육 현장에서 잘 써먹으려고 좋은 기사를 스크랩하고, 모르는 게 나올 때마다 선배와 동료에게 조언을 구하지 않았나? 그렇다면 당신은 대한민국 정부가 발급해준 면허, 아이를 잘 가르칠 수 있는 교원 자격증에 걸맞은 훌륭한 전문가다. 자부심 가져도 된다. 하지만 인간 최아무 선생은 다른 사람보다 더 잘날 것도 없고 못날 것도 없는 그런 사람이다. 이 두 가지를 헷갈리니까 사는 게 힘든 거다.

개인으로서 우리는 겸손해야 한다. 내가 우쭐할 이유가 무엇인가. 내가 남들이 부러워하는 교사라서? 내 부모님은 부유해서? 내가 외모가 예쁘다고? 그래서 행복한가? 우리가 행복하다고 느끼는 것은 타인이나 사회적 기준과는 무관하다. 오십 년 넘게 살아보니 알겠더라. 정말 무관하다. 내가 한의사고 대학교수고 아들이 좋은 대학에 갔다고 행복한 게 결코 아니더라. 그러니 내 지갑에 얼마가 있고 내가 든 핸드백이 얼마짜리고 내가 몇 평짜리 아파트에 산다고 행복해지는 게 아니라면(더러 그런 사람도 있긴 하다) 우리는 겸손해질 이유가 아주 많은 사람이다.

하지만 당신의 사회적 모습에 대해서는 자부심 가져라. 당신은 이미 그 일의 전문가다. 게다가 당신이 학생을 잘 가르치려고 노력하는 선생님이라면 자부심 가져도 된다. 당신은 귀한 사람이다. 그러니 어쩌다 만난 봉변을 가지고 스스로 선생님 된 것에 수치스러워하지 마라.

사람은 귀하지 않다. 너무 많기 때문이다. 하지만 사람은 귀하다. 당신이기 때문이다. 그러니 괜한 고민과 허튼 걱정으로 당신의 귀하고 귀한 가능성을 제약하고 자기 자신을 구박하지 마라. 이 세상에서 당신 편 들어줄 제일 가까운 사람이 당신 아닌가? 내가 나를 사랑하지 않는데, 대관절 누가 나를 사랑할 것인가. 세상 사람들에게 사랑받고 존중받고 귀히 여겨지길 바란다. 그런 자신감 충만한 마음으로 살란 말이다. 못나게 자책하거나 자기비하하지 말고. 세상에서 가장 우스운 자는 바로 자기 자신을 동정하는 인간이다.
내 이야기를 들은 환자들은 마침내 굳은 얼굴을 펴고 미소
를 지으며 진료실을 떠났다.

그 남자는 왜 이혼 당했을까

이혼 통보

한 남자가 이런저런 갈등을 겪기는 했지만 그럭저럭 살고 있다고 믿어온 아내에게 이혼하자는 말을 들었다. 남자는 황당했다.

"아니 내가 바람을 폈소, 월급을 안 줬소, 집에를 안 들어왔소. 왜 나랑 못 살겠다는 거요? 아이도 둘이나 낳아서 고등학교 잘 다니고 있고, 당신은 학교나 사회생활 잘하고 있고, 나도 남 부럽지 않게 선임연구원으로 잘 나가고 있는데. 대체 왜 이혼을 하자는 게요?"

아내는 남자가 이해할 만한 설명을 하지 않았다. 그동안 우리가 살아온 것처럼 앞으로도 그렇게 살 자신이 없다, 당신과는 답답해서 더 이상 살 수가 없다는 말을 들려줬을 뿐이다.

그 남자의 생활은 이랬다. 퇴근 후 귀가. 식사 후 자기 방.
아이들에겐 엄격한 생활규칙. 본인도 순결한 원칙주의자.
직장에선 깐깐한 선임연구원. 연구 업적 다수의 매우 대우
받는 실력 있는 연구요원. 일요일엔 교회 출석. 결정적으로
그는 말이 없었다. 대화 부재. 그에게 세상은 매우 복잡하고
어지러운 곳이었고, 그는 조심스럽게 자기만의 세상을 만들
어 그 안에서 살았다. 가족에겐 자기가 세운 원칙대로 살 것
을 요구했고, 그런 세상에서 살면서 매사가 잘 돌아간다고
굳게 믿었다. 그렇게 살아온 세월이 벌써 이십여 년인데 이
혼이라니. 아닌 밤중에 홍두깨도 유분수지 어떻게 아내가
나에게 이럴 수가 있단 말인가.

그는 결국 아내와 이혼했고, 아이들은 엄마와 함께 산다.
이혼 이후 4년째, 그는 아직도 자기가 왜 이혼 당했는지 모
른다. 그의 전 부인이 몇 번이나 아파트에서 뛰어내리고 싶
어 했는지도 모른다. 그에게 있어서 결혼은 마땅히 수행해
야만 하는 부모님의 말씀이자 사회적 규칙 같은 것이었고,
가족은 그의 말을 일방적으로 순종해야만 하는 존재였다.

마침 성경에도 이런 말이 있다.

> 그러므로 교회가 그리스도에게 하듯 아내들도 범사에
> 자기 남편에게 복종할지니라. (에베소서 5장 24절)

이렇게 사느니 이혼하자는 아내의 절규가 그에겐 성경
말씀을 부정하는 사탄의 울부짖음으로 들렸을지도 모를 일
이다.

마음의 병 경계, 정충

환자가 한 분 왔다. 얼마 전부터 근육이 자기 맘대로 움직이
지 않는다고 말한다. 얼굴 근육이 제멋대로 실룩거리고, 새
끼손가락 쪽이 저리고 늘 피곤하다고 한다. 진맥을 해보니
몹시 약하고 가늘고 무력하다. 진료침대에 눕히고 복진을
한다. 배꼽을 중심으로 윗부분은 팽만하고 단단하지만 배꼽
아래는 쑥 꺼지는 느낌이 올 정도로 물렁거린다. 심하와 우
측 갈비뼈 부위를 누르면 딱딱한 느낌이 들면서 환자는 심
하게 압박감을 호소한다. 배는 차갑고 식은땀이 배있다. 변
은 가늘고 무르며 화장실에 자주 가는 편이다. 가슴은 답답
하고 마음은 불안하다. 소화도 잘 되지 않는다. 무엇보다도

발표를 하거나 보고를 할 때 가슴이 두방망이질을 해서 손으로 탁자를 잡아야 할 정도이다.

나는 진찰을 마치고 환자에게 차근차근 말했다.

"선생 같은 분이 많이 늘어나고 있는 추세인데요, 아이엠에프 이후로 직장인들이 밀려나지 않으려고 노심초사하고 안간힘을 쓰다 보니 이런 증상이 오는 겁니다. 마음의 병이 60퍼센트이고 몸이 지친 게 40퍼센트입니다. 현대의학에서는 아마도 불안신경증에 해당한다고 하지 않을까 싶은데요, 한의학에서는 경계, 정충*이라고 부릅니다. 선생은 매우 성실한 분일 겁니다. 취미는 별로 없는 편이시죠? 술도 잘 안 드시고. 회사를 위해 죽을힘을 다해 노력은 하는데 늘 마음속에는 불안하죠? 전화벨 소리에도 깜짝 놀라나요? 밤에 잠도 잘 안 오고 꿈도 많이 꾸는 편이고, 어깨나 등이 결리는 때도 많습니까? 그렇다면 한의학에서 말하는 화병이고요, 스트레스를 억지로 참고 너무 열심히 일해서 생긴 병입니다."

나는 그런 사람이 아주 많다는 사실을 알려주었다. 그는

---

* 경계, 정충(驚悸, 怔忡): 가슴이 두근거리는 것을 환자 스스로 느끼고 마음이 불안하고 잘 놀란다. 경계보다 정충이 더 진행된 상태로 특별한 자극이 없어도 늘 가슴이 두근거리고 피로감이 심하다.

매우 심각하게 내 말을 경청했지만, 거듭해서 남들도 그렇다, 괜찮다고 말해주니까 조금 안심하는 것처럼 보였다. 그에겐 템플 스테이 같은 명상하고 참선하는 시간이 필요할 것으로 보였다. 그런저런 조언과 함께 한약을 일주일분 드리고 침을 놨다. 전중혈에 습부항을 떠서 피를 조금 빼고, 배에 왕뜸을 떴다. 치료를 마치자 환자는 많이 편해졌다며 인사하고 돌아갔다. 하지만 나는 그때 환자에게 정말로 다음과 같은 말을 해주고 싶었다.

머리에서 김을 좀 빼세요

선생은 너무 열심인 게 문제입니다. 사실 더 큰 문제는 본인을 돌아볼 수 있는 통찰력은 결여된 상태에서 너무 열심히 사는 것입니다. 선생은 보나마나 부하직원들에게 고문관으로 통할 겁니다. 제조업 분야에 계시면서 14년 동안 일곱 번이나 회사를 옮겼다니 오죽하겠습니까. 고과평점 중에 아마도 조직융화 부분 점수가 나쁠 겁니다. 원칙을 중시하는 귀하는 일을 열심히 하면 할수록 동료들과 어울리는 게 힘들어집니다. 다른 사람들은 그러지 않거든요.

원칙주의자로 사는 건 좋은 일입니다. 하지만 나에게 는 원칙을 적용하되, 타인에게는 너그러워져야 합니 다. 그게 세상사는 비결입니다. 아이들에게도 게임하 는 시간 정도는 자의로 결정하게 만드셔야 합니다. 아 까처럼 아이가 전화를 해서 게임 더해도 되는지 어떤 지를 묻게 만드는 것은 아이를 바보로 만드는 겁니다. 사실 선생 같은 부모가 많습니다. 이게 문제인 줄 모르 고, 아이들이 아버지(어머니) 말을 잘 듣는다고 좋아합 니다. 이런 부모들은 다 모아서 아버지교실, 어머니교 실을 이수하도록 강제해야 합니다.

선생은 아마 이재에도 밝지 못할 겁니다. 열심히 일해 서 받은 월급으로 잘 아껴서 사는 것만이 경제의 모든 것이라고 생각하시겠죠. 물론 그게 맞습니다. 하지만 그렇게 유연하지 못한 태도들이 모이고 쌓여서 선생을 병들게 하고 있습니다. 부디 유연해지시기 바랍니다. 자기에게도 타인에게도 너그러워지십시오. 행복하게 사는 게 우리의 의무입니다. 열심히 사는 게 아니라요.

기호학자이자 뛰어난 소설가였던 움베르토 에코는《푸코

의 진자》에서 주인공 중 한 사람인 야코프 벨보의 입을 빌어 "마개를 뽑아서 머리에 김을 좀 빼라."고 말한다. 푸코의 진자가 모든 음모의 중심에 있다고 믿는 음모론자들의 협박을 받아 목숨이 경각에 달렸는데 내뱉는 한 마디였다. 실체가 없는 음모를 진실로 믿고 사람을 납치하고 살해하는 집단에 대한 조롱이었다. 사실 현대를 살고 있는 우리는 모두 일정 시간마다 머리에 달린 마개를 뽑고 김을 좀 내보내야 하는 게 아닌가 싶다. 너무 진지하게 사는 모든 사람들에게 부탁하고 싶다. 김 좀 빼시라고.

소통은 내가 맞추는 것

오늘 진료한 환자와 이혼 당한 남자는 닮은꼴이다. 그런데 뜻밖에도 이런 분이 많다. 자기 자신에게 '소통 부재'라는 정말 중요한 문제가 있는 것을 모르는 분들이다. 그리고 대단히 이기적이다. 그들이 타인과 소통하지 않아도 된다고 생각하는 까닭은, 자기가 매우 도덕적이고 올바르게 살고 있다는 확신이 있기 때문이다. 소통 부재는 이기적인 인간이 흔히 저지르는 잘못이다. 문제는 이것을 문제로 받아들이지 못하는 그의 이기심과 비틀린 가치관이다. 소통이란 내가 먼저 다가가는 게 가장 중요한데, 이들은 타인보고 자기에게 맞추라고 강요한다. 가족도 타인이다. 가장 중요한 사람이지만, 어쨌든 타인이다. 내 소유물이 아니다.

사람에 대한 정의는 여러 가지가 있지만, 나는 서로 기대 사는 존재라는 풀이를 좋아한다. 한자로 사람 인(人)이라고 쓸 때 그렇지 않은가. 영어로 배우자를 더 나은 반쪽(better half)이라고 부르는 것도 같은 이치일 것이다. 우리는 누구나 혼자 살 수 없다. 혼자 사는 독신이라고 해도 마찬가지다. 누군가의 도움과 지지와 격려와 사랑이 반드시 필요한 존재이다. 그렇게 받은 만큼 누군가를 격려하고 사랑하고 헌신해야 하는 의무도 있다.

이혼이 무슨 형벌은 아니다. 정이나 같이 살 수 없는 사정이 생겼다면 차라리 헤어지고 새롭게 출발하는 게 더 나은 선택일 수 있다. 하지만 아내가 왜 이혼하자고 하는지도 모르고 살았다면, 그 인생은 최저다. 무지가 죄인 까닭은 무지해서 저지른 잘못에 대한 죄책감도, 반성도, 재발 방지 노력도 없기 때문이다. 무지는 몰라서 행하지 않은 선한 것들과, 몰라서 행한 악한 것들 모두에 유죄다. 우리가 불행한 이유는 우리의 삶이 불행해서가 아니라, 어떻게 하면 행복해지는가를 모르기 때문인 것과 같다.

　우리 사회는 정말 중요한 것은 가르치지 않는다. 태어나고 싶어서 태어난 사람이 없기 때문일까. 삶에서 정말 중요한 것은 목표가 아니라 과정이고, 능력이 아니라 태도이며, 해탈이 아니라 공감이다. 타인의 아픔에 공감하고 함께 아파하며 그런 상황을 개선시키려는 마음이 없는 사람을 두고 '사람 같지 않은 것'이라고 지탄하지 않는가. 아내가 이혼을 하자고 요구하는데 내가 무슨 잘못을 해서 아내가 저렇게 말하는지 끝까지 모른다면, 그저 철없는 아내가 세상 물정을 몰라서 해보는 투정으로 여긴다면, 그 남자야말로 어쩌면 사람 같지 않은 사람일지 모른다. 딱한 일이다. 알면 고치기라도 하련만.

우리 서로 나마스떼

의사가 갖춰야 할 세 가지 자세

이 글을 처음 시작할 때 제목은 '병원 방문 에티켓'이었다.
두 번째 고친 글의 제목은 '원장은 이런 환자를 바란다'였다.
그리고 다시 '우리 서로 나마스떼'라는 제목으로 고친다. 나
마스떼는 '당신 안에 깃든 신성에게 경배합니다'라는 뜻이
라고 한다. 의사와 환자가 각자 갖춰야 하는 예의 또는 자세
에 대해 말하고 싶었다. 나마스떼는 그저 임의로 고른 인사
말이다. 샬롬이나 안녕도 나쁘지 않다. 종교적 편향 없이 받
아주시길 바란다. 본문과 아무 관계없는 글이 길어지는 까
닭은, 지금 다루는 주제가 몹시 조심스럽다는 것, 균형 감각
을 최고로 올려야 한다는 강박에 시달리고 있다는 말이다.

의사가 환자 앞에서 갖춰야 할 자세는 명백하다. 우선 바른 인간이어야 한다. 그리고 의술에 정통해야 한다. 마지막으로 꼼꼼하고 신중해야 한다. 삼십 년 가까운 임상을 통해 이 세 가지만큼 중요한 덕목은 찾지 못했다.

의사는 무엇보다 바른 인간이라야 한다. 환자를 목적으로 봐야지, 대상으로 간주하면 안 된다. 환자는 병에서 나아 사회로 복귀해야 하는 사람이고, 나는 그걸 돕는 의사다. 이걸 반대로 생각하면 삐뚤어진다. 환자는 스스로 병에서 나아야 한다. 의사가 환자를 고친다고 믿기 시작하면 환자는 내가 고쳐야 하는 대상이 되고, 환자의 병은 내가 무찔러야 하는 적군이 된다. 물론 그런 측면이 있다. 의사는 전쟁터에 나간 장수와 마찬가지다. 병을 낫도록 하자면 그는 환자를 기만할 수도 있고, 환자에게 으르딱딱거릴 수도 있으며, 환자를 회유하거나 적어도 설득해야 한다. 그것을 두고 정직하지 않은 의사라고 비난하는 사람은 어디에도 없다. 하지만 언제나 원칙을 잊으면 안 된다. 의사에게 환자는 목적이지, 대상이 아니다. 그것을 삶의 중심에 놓고 의업을 시작해야 한다.

의술에 정통해야 하고, 신중하고 꼼꼼해야 한다는 말은

부연 설명할 필요도 없다. 꾸준히 공부하고 세미나에 출석하고 학회지를 열독하고 신간 서적을 들추는 노력을 게을리하면 안 된다. 새로운 술기가 무엇인지 확인하고 임상 능력을 키워나가는 노력을 꾸준히 진행해야 한다. 신중하고 꼼꼼해야 한다는 것은 의사에게 가장 필요한 성격이라고 생각한다. 환자의 병이 어디에 있고, 병인이 무엇이고, 치법은 어떻게 적용할지 한눈에 알 수 있는 경우는 많지 않다. 임상에서 볼 때 환자는 자기 증상과 병태에 대해 정직하지 않고 심하면 거짓말로 은폐하기도 한다. 객관적인 증상과 주관적인 진찰을 통해 환자의 병이 과연 어떤 것인지 실체를 찾아 나가려면 의사는 마땅히 의심 많고 신중하며 꼼꼼해야 한다. 덜렁대는 의사는 무능한 의사만큼이나, 아니 어쩌면 더 위험하다.

환자가 기억해주시길 바라는 몇 가지

이제 환자가 의사에게 이렇게 해주셨으면 싶은 바람을 적어본다. 글쓴이가 한의사니까 자연히 의료인 입장에 심히 편향된 바람이 됐다는 점, 양해해주시길. 무엇보다도 우선 가장 중요한 것부터 짚고 가자. 의사는 어떤 상황에서도 환자 편이다. 아무리 탈세 자료 화면에 병의원 사진이 수두룩하게 걸리고, 실제로 의사 중에 이런 저런 범죄 혐의로 뉴스 타는 사람이 있다고 해도, 의사는 모두 도둑놈이라는 마음으로 병원에 방문하지 마시길 권한다. 의사들의 도덕 수준은 여러분과 비슷하다. 특별히 더 높지도 않고, 그렇다고 범죄자 집단으로 매도당할 정도로 나쁜 것도 아니다. 의사들은 도덕적인 훈련을 받은 사람이 아니다. 병을 치료해서 사람을 살리는 전문적인 공부를 한 사람일 뿐이다.

흔히 의업을 인술이라 부르는데, 대학에서 의료윤리를 별도 과목으로 가르치기는 하지만, 의료가 인술이 아닌 지 한참 됐다. 의료계열 대학 입시점수가 가장 높은 것은 의사가 성직이기 때문이 아니다. 의료인이 되면 돈 많이 번다더라, 적어도 먹고 사는 게 직장인보다는 낫다더라는 생각이 보편적이기 때문이다. 게다가 의료인이 되기 위해서는 비용이 많이 든다. 그리고 투자된 비용을 회수하는데 시간이 많이 걸린다. 병원 개업하는데 드는 비용도 몇 억이 우습게 나간다. 이런 저런 이유가 쌓여서 병원은 비싸고 돈이 많이 드는 곳이 된다.

세상에 싸고 좋은 건 없다고 한다. 위내시경을 예로 들자

면 수면내시경 쪽이 고통도 적고 해서 선호하지만, 일반내
시경에 비해 비용을 더 많이 내야 한다. 대체로 새로 개발되
는 신기술은 환자에게 고통도 적고 치료율은 높으며 내구성
도 좋다. 그렇지만 보험적용이 되지 않아 비싸다. 또, 나이가
들면 아픈 데가 많아지는데 노인층은 소득이 없거나 적다.
비싼 의료비는 병원 문턱을 높이는 가장 큰 원인이다. 게다
가 의사가 권하는 치료는 대체로 비싸고 부담스러운 게 많
다. 그런데도 의사가 환자편이란 사실을 믿어달라고?

그렇다. 여러분이 병에서 낫기 위해 병원에 오는 거라면,
그들의 판단과 결정을 존중하고 열린 마음으로 따르시길 바
란다. 다시 말하지만, 의사는 환자 편이다. 여러분을 빨리 낫
게 해드리려고 노력하는 사람들이지, 자기 잇속을 차리려고
환자를 속이고 나쁜 짓 하는 사람이 아니다. 의사는 오랜 시
간 동안 환자 고통을 줄이고, 병에서 낫도록 환자를 돕는 훈
련을 전문적으로 받은 사람이다. 따라서 환자를 대할 때 가
장 빠르고 효율적이며 비용과 시간을 줄일 수 있는 치료법
을 선택하게 된다.

문제는 치료법이나 술기가 최신 것일수록 유효성도 높고

통증은 적어서 결과는 좋고 안전하다. 반대로 비용도 많이 든다. 환자가 잠을 잘못 자서 목에 담이 붙어 한의원에 온다. 환자 생각으로는 침 한 방이면 깨끗이 나을 것 같지만, 그 환자에게 경추 추간판 탈출증이 있거나, 일자목이나 거북목이 많이 진행된 상태라면, 침 한 방으로 나을 수 없다. 그래서 한약 며칠 분을 권하게 된다. 침 맞고 약 며칠 드시고 경과를 보자고 말하는 한의사를 사기꾼 쳐다보듯 바라보시면 참 입맛이 쓰다. 돈 몇 만 원을 자기 주머니에 넣자고 환자에게 약을 처방하는 한의사는 없다. 환자에게 필요하니까 권하는 것이다. 제발 믿어주세요.

물론 환자 진찰이 끝나자마자 가장 비싼 약이나 치료법을 제시하고, 그거 말고는 방법이 없는 것처럼 말하는 원장이 있다면 벌떡 일어서 나오는 게 좋다. 대한민국은 전 세계 어느 나라와 견줘도 밀리지 않는 의료 선진국이고, 그 원장 말고도 귀하의 병을 진찰하고 합리적인 치료법을 제시할 의사는 소털처럼 흔하다. 그리고 중한 병일수록 교차 확인이 필요하다. 암이라든가 중풍처럼 치명적인 병이라면, 적어도 두 군데 이상의 대학병원에서 검사받기를 권한다. 모든 종류의 수술도 마찬가지다. 의료는 수술과 비수술 요법으로 크게 나뉜다. 수술이란 최종적이고 비가역적인 경우가 대부분이다. 수술하고 나면 돌이킬 방법이 아예 없는 경우가 많으니 신중하게 결정하는 게 좋다. 특히 척추 수술 등은 더욱 그렇다.

두 번째로 의사를 만나러 갈 때 너무 진한 화장과 향수를 피하는 게 좋다. 진찰은 환자 얼굴을 바라보는 것부터 시작한다. 이것을 망진(望診)이라고 부르는데, 짙은 화장은 의사 망진을 원천봉쇄하는 나쁜 행위다. 사실 가벼운 화장도 권할 게 아니다. 맨 얼굴로 가시는 게 가장 좋다. 의사가 자기 상태를 가장 정확하게 파악할 수 있도록 하는 게 좋다. 향수도 마찬가지이다. 예컨대 당뇨병 환자는 특유의 단내가 나기 마련인데, 향수를 뿌리면 그런 냄새를 맡을 수가 없다. 요새 누가 냄새로 당뇨병을 진단하겠느냐만, 어쨌든 병원에 갈 때는 가볍게 가자.

셋째, 발이 아프다면 발을, 이가 아파서라면 이를 닦고 가는 정도는 해주시길 부탁드린다. 의사도 사람인데 땀이 나서 쩍쩍 눌어붙는 발을 만지고 누르고 하자면 좋은 마음이 들겠는가. 응급상황이라면 당연히 최대한 빨리 병원에 와야겠지만, 그냥 걸어서 올 수 있다면 치료받을 부위 정도는 깨끗이 씻고 가자. 이걸 너무 확대해서 받아들이지 않기를 바란다. 병원에 갈 때 목욕을 하고 오라는 말이 결코 아니다.

넷째, 어느 정도 치료를 원하는지 정하고 가자. 어르신들은 아픈 곳이 많아서 여기 저기 치료받고 싶은 마음이 크다. 그렇다고 아픈 부위를 모두 치료할 수 있는 건 아니다. 한의사가 오늘은 이렇게 치료하고, 내일은 다른 곳을 치료해드리겠다고 말하면 수긍하시는 게 좋다. 침은 좋은 치료지만 온몸에 침을 꽂는다고 병이 낫는 건 아니다. 침을 많이 놓고 약 종류가 많아질수록 치료방향이 분산되기 때문에 힘은 약해진다. 내가 초짜 한의사 시절에 스승님께 처방전을 보여드리면, "소한테 여물 주냐, 무슨 약첩이 그렇게 커?" 하시곤 했다. 스승께서는 한 첩의 약재가 두 냥(75그램)을 넘으면 안 된다고 가르치셨는데, 특별한 경우가 아니면 이 원칙을 지키셨다. 실제로 한약의 원류라고 할 수 있는 상한론 처방을 보면 약재 가짓수도 적고, 용량도 많지 않다. 속된 말로 가방 크다고 공부 잘 하는 게 아니라는데, 한약 많이 들어간다고, 침 많이 놓는다고 병이 낫는 건 아닌 것 같다.

조금 다른 말이지만 치료에 드는 비용도 대체로 생각하고 가는 게 좋다. 환자가 치료비용을 알기 어려우니까 팁을 드리자면, 보험으로만 치료할 것인지, 비보험치료도 가능한지, 그렇다면 어느 정도까지 괜찮은지를 의사에게 말해주는 게 좋다. 물론 진료실에서 전 2만원어치만 치료받겠어요, 라고 말할 수는 없다. 그저 보험치료만 해주세요, 라고 말하면 족하다. 우리는 자본주의 사회에 살기 때문에 치료를 받자면 비용이 든다. 어느 정도 비용을 감당할 수 있는지, 의사가 환자 주머니 속을 진찰해야 하는 건 아니라고 본다.

　우리나라 건강보험은 세계가 부러워하는 게 사실이지만, 애석하게도 보험이 안 되는 영역도 많다. 한의원이라면 단연코 한약보험이 안 되는 게 큰 문제다. 조속히 한약보험이 적용되어야 한다. 세상엔 싸고 좋은 게 그리 많지 않다. 위내시경도 맨 정신으로 하는 건 보험이 되지만, 수면내시경은 돈을 꽤 내야 한다. 편하고 좋으면 그만큼 비용이 따르는 게 사실이다. 그러니 본인의 증상이 만성적이고 퇴행성이며 환자 자신도 잘 알고 있는 거라면, 보험 영역에서만 치료해달라고 분명히 말씀하시는 게 좋다. 그런 환자를 주제넘다고 화를 내는 의사는 없다. 원장이 비싼 치료를 반드시 받아야 한다고 우기면 일어나서 나와 버려라. 다른 곳에서도 똑같이 말하면 모를까, 치료법이 비싼 것만 있겠는가. 나는 "침만 놔주세요, 한약은 부담스럽습니다."라고 분명하게 말하는 환자가 좋다.

다섯째, 환자가 치료법을 일일이 정하지 말자. 환자 중에는 예컨대 "피만 빼주면 안 돼요?"라든가, 침은 싫고 물리치료만 받고 싶다고 말하는 분이 계시다. 결론부터 말하면 그건 안 된다. 비용이 드는 치료는 사양하겠다는 말과 이러저러한 치료만 받겠다고 말하는 건 매우 다르다. 앞은 제한된 비용 안에서 최선을 다해달라는 부탁이고, 뒤는 의사의 진료 내용을 환자가 결정하는 무례함이자 진료 방해다. 그래서는 제대로 치료할 수 없다.

의사도 자존심이란 게 있다. 환자가 원한다고 그것만 달랑 해줘서야 땜장이와 뭐가 다르겠는가. 당신의 주치의를 주치의로 대접하시라. 서로 마찬가지 아니겠는가. 한의사를 아주 그냥 단숨에 화나게 만들고 싶으면, '한약방 아저씨'라고 부르면 된다. 어떤 경우에도 자존심을 건들면 관계는 파탄나기 마련이다. 의사에게 치료를 이러저러하게 해달라는 말은, 잘 모르셔서 하시는 말씀이겠으나, 하지 말아야 할 부탁이다.

문득 결혼을 며칠 앞둔 신부가 목이 뻐근해서 왔는데, 그만 어깨와 등판에 온통 부항자국을 냈던 일이 생각난다. 며칠 후면 목과 어깨가 드러나는 웨딩드레스를 입어야 하는 신부 등판에 부항 자국을 시커멓게 냈으니 나도 환자도 매우 난감했다. 이런 경우라면 당연히 부항은 생략해야 하는데, 환자는 부항치료가 처음이었고, 나는 예비신부란 사실을 전혀 몰랐다. 결혼식을 어떻게 치렀는지 모르는데, 아무튼 그 환자분은 다시는 한의원에 찾아오지 않았다. 결국 말해야 안다. 말하지 않으면 선생님 속마음을 제가 어떻게 알겠습니까.

여섯째, 사정 상 치료 시간을 단축하기를 원한다면 사전에 편하게 말씀하시는 게 좋다. 치료에는 핵심적인 내용이 있고 부가적인 치료가 있다. 예컨대 한의사 처지에서 보자면 대부분의 물리치료는 핵심적인 건 아니다. 침과 부항, 뜸은 빠트릴 수 없지만, 다른 물리치료는 얼마든지 생략할 수 있다. 그러니 사전에 본인이 바쁘다면 그런 사정을 말씀하시면 편하다. 치료 항목을 조절해서 최대한 편의를 봐 드릴 수 있다.

마지막으로 원장과 진료 보조 인력이 절대 하면 안 되는 실수가 있다. 법률용어로는 '선한 관리자의 의무'라고 부르는데, 대표적인 게 설명 고지의 의무이다. 환자에게 치료의 핵심적인 내용과 부작용은 반드시 알려야 한다. 또 환자가 침대에 누워 있을 때 가이드 레일을 올려서 추락을 방지해야 하는 의무 등도 그러하다. 사소한 일처럼 보이지만 반드시 준수해야 한다. 이미 말씀드렸지만, 환자 역시 의사를 자기 주치의로 존중하고 대접해야 한다. 의사와 환자가 서로 소통하기 위해 노력하고, 환자를 대상이 아니라 목적으로 존중한다면 조그만 실수는 사실 문제가 안 된다. 이 글을 적으면서 내가 저지른 실수와 나 때문에 불쾌해했던 환자분을 떠올린다. 의업은 다른 모든 전문직과 마찬가지로 서비스업이다. 그걸 자꾸 잊는다.

중간관리자는 불안하다

불안신경증

그는 예의가 몸에 밴 사람 같았다. 진찰실 문을 두드리는 노크 소리도 마치 "실례지만 들어가도 될까요?"라고 묻는 것처럼 나직했다. 기업의 회계담당자로 오래 근무했고, 이제 2년 뒤면 은퇴한다고 말할 때도 일반적인 퇴직 예정자들처럼 걱정이나 불만, 조바심은 느껴지지 않았다. 오히려 그렇게 은퇴할 수 있어서 다행이라는 안도감마저 보였다. 그의 몸가짐과 말하는 품에선 교양 있는 일본 남자 분위기가 났다. 나무 가꾸는 게 취미라는 말을 들었을 때는 교토에서 보았던 료안지의 유명한 가레이산스 정원이 떠올랐다. 어디에서 바라봐도 다른 돌에 가려서 15개 돌을 전부 볼 수는 없는 그 정원에서 나는 오래 머물렀다. 관람객들이 아주 많았음에도 다들 조용히 묵상하는 분위기였다. 모래와 돌과 낮은 담장으로 이루어진 그 정원을 두고 우주가 들어 있다고들 하는 모양이지만, 아무튼 그에겐 그런 분위기가 있었다. 흥미로운 환자였다.

어디가 불편해서 오셨느냐 묻자, 그는 살짝 손바닥으로 뺨을 문댔다.

"글쎄, 저 같은 사람이 또 있는지는 모르겠습니다만…."

요컨대 직장 상사와 이야기를 하려고 하면 뭔가 버겁고, 말이 잘 나오지 않고, 불안해진다는 것이었다. 다른 문제는 전혀 없고, 지금 생활에도 매우 만족하고 있으며, 급여도 충분히 나오기 때문에 노후 준비도 잘되어 있다는 것이다. 회사는 정년 후에도 촉탁으로 더 근무해달라는 눈치지만, 자신은 정년을 기다리고 있다고 말했다. 그동안 내내 일을 잘해왔는데, 그래서 승진도 빠른 편이었는데, 왜 이제 와서 상사를 만나는 게 두렵고 불안한지 모르겠다고 말했다. 증상이 점점 뚜렷해지고 있어서 이젠 상사도 자기랑 말하는 걸 부담스럽게 느끼는 것 같다고 했다. 예의가 몸에 밴 사람이 업무 관련해서 상사와 이야기 나누는 게 어렵다면 몹시 곤란하겠구나 싶었다.

소화가 잘되시냐고 물었다. 소화 문제는 전혀 없다고 그는 힘주어 답했다. 저녁을 많이 먹으면 부담스러워서 식사량을 절반으로 줄였더니 몸도 가볍고 좋다고 웃었다. 나도 웃으면서, "그게 사실은 소화가 잘 안 되시는 겁니다."라고 말하자, 그는 약간 놀라는 눈치였다.

"혹시 손발이 차갑고 머리가 아프거나 쉽게 잠들지 못하는 증상이 있습니까?"

그는 있다고 말했다. 겨울이 되면 수면양말을 신어야 잠이 온다는 말도 했다. 그리고 결정적인 답변을 하나 더 했다.

"제가 잡념이 아주 많습니다. 도무지 생각이 꼬리에 꼬리를 물어서 끊을 수가 없네요. 그래서 자꾸 불안해지고 그렇습니다. 나쁜 일이 일어나면 어떻게 하지, 하면서요. 그런 게 참 괴로울 때가 많습니다."

그는 체질의학에서 보자면 매우 전형적인 소음인형 인간으로, 현대의학 식으로 말하자면 불안신경증에 시달리는 환자다. 본인이 심리적인 방어기제를 발동해서 별 거 아닌 문제로 치부하고 있을 뿐, 당장 치료를 시작해야 마땅한 환자였다. 자기표현이 서툰 중년남자, 특히 직급이 중간관리자로 오래 일한 사람에게 자주 나타난다. 오십대 중반에 들어선 베테랑 직장인이다. 회사의 신임도 높고, 본인도 그동안 성과를 냈기 때문에 지금 자리에 있는 게 분명하다. 그런데 30년 동안 잘해온 일이건만 왜 정년을 앞두고 불안과 긴장이 심해지는가.

생각의 연쇄는 지친 것이다

지쳐서 그렇다. 그야말로 기가 모두 소진되고 맥이 끊어질 정도로 기진맥진한 상태라서 그렇다. 특히 생각의 연쇄와 폭발은 위험하다. 생명활동은 기혈의 상호작용이다. 기는 에너지를 말하고 혈은 에너지의 물질적 바탕이자 존재 근거이다. 기는 혈에서 나오고 혈은 기에 의지해서 순환한다. 만일 수험생이거나 출산, 수술 등으로 기혈이 부족해지거나, 담이나 어혈 같은 병적 요인들로 가로막혀 순환장애가 생기거나, 나이가 들면서 기혈이 소진되면 인체의 생명활동은 자연히 고장 나거나 제어가 되지 않는 상태가 된다. 쉽게 말하면 기혈이 충만해야 밥맛도 좋고 잠도 잘 자고 변비도 걸리지 않는다. 생각의 연쇄가 일어나면서 스스로 제어가 되지 않을 정도로 마음이 불안해진다면 즉각적인 치료가 필요한 상태다.

나는 두 가지 방법을 알려줬다. 하나는 백지를 놓고 가운데에 줄을 긋는다. 한 쪽에는 문제점을 적고 다른 쪽에는 해결책을 적는다. 만일 자존감 부족이 문제라면 한쪽에는 나의 장점을 적고, 다른 쪽에는 단점을 적는 식으로 하면 된다. 흔히 브레인라이팅으로 알려진 이 방법을 대학교 때부터 종종 써왔는데 대단히 효과적이다.

생각은 실체가 없다. 그리고 생각은 나 자신이 아니다. 실체도 없고 나 자신과도 거리가 먼 생각에 휘둘리면 답은 나오지 않는다. 브레인스토밍이 종종 문제를 해결하기 보다는 오히려 그 자체가 문제가 되는 이유도 바로 생각에 휘둘리기 때문이다. 그리고 사실 브레인스토밍 시간에 대부분의 사람은 생각 자체를 안 한다. 물론 이 방법이 누구에게나 좋은 것은 아니다. 하지만 생각의 연쇄에 빠져서 괴로워한다면 백지를 꺼내놓고 자기 생각(문제점, 해결책 등등)을 적어보는 것은 제법 유효하다.

그리고 두 번째, 호흡법에 대해 말했다. 호흡법은 보통 단전호흡법을 가리키지만, 생각보다 굉장히 많은 갈래가 있다. 하지만 어렵게 생각할 것 없이 복식호흡을 하면 된다. 내 몸을 하나의 풍선이라고 생각하고 숨을 들이마시면서 배를 부풀리고, 호흡을 멈추고 아랫배에 힘을 주었다가, 다시 뱉으면서 천천히 배를 꺼트리면 된다. 매우 간단하지만 강력하고 본질적이다. 위빠사나 수행은 이 호흡법이 전부다. 호흡하면서 상카라*가 떠오를 때, 그냥 그 상카라를 묵묵히 바라보는 것, 그것이 수행의 처음이자 마지막이다. 효과는 해본 자만 알 수 있다.

478호흡법

나는 요즘 유행인 478호흡법을 알려줬다. 미국에서 대체의학 연구자로 이름이 높은 앤드류 와일이 제안한 호흡법인데 방법은 이렇다.

1. 허리를 펴고 반듯하게 앉거나 눕는다.
2. 4초 동안 숨을 코로 들이마신다. 이때 코로 들어오는 들숨을 느껴본다.
3. 7초 동안 숨을 참는다. 아랫배 단전 부위에 힘을 주

---

* 상카라(sankhara): 보통 행(行)으로 번역하는데, 행위라는 의미 말고도 형성된 것, 심리 행위, 의도적 행위(業, Karma와 통한다) 등의 의미를 가진 불교 용어. 여기서는 호흡 중에 떠오르는 온갖 생각을 가리킨다.

면 더 좋다.

4. 8초 동안 숨을 입으로 내쉰다. 뱉는 숨이 천천히 일정하게 나가도록 한다. 보통 3분~5분만으로도 숙면에 이르는 경우가 많다.

5. 호흡을 하는 동안 어떤 생각이 떠올라도 그냥 그 생각을 관찰한다. 익숙해지면 생각은 저 혼자 떠올랐다가 사라질 것이다. 이를 관식법(觀息法)이라 하고 수련에서 가장 중요하게 취급하는 방법이다.

호흡법은 좋은 스승 밑에서 배우는 게 좋다. 보통 잠을 쉽게 자고 싶다든가, 갑작스러운 마음의 변화에 휘둘리고 싶지 않을 때 하는 호흡법 수련이라면 스승이 없더라도 괜찮다. 하지만 본인이 호흡법을 정말 제대로 수련한다면 스승의 필요성을 금방 느끼게 된다. 몸과 마음의 변화가 대단하기 때문이다. 관식법을 잘 실천하면 여러 가지에 응용할 수 있다. 특히 다이어트할 때 갑자기 음식을 먹고 싶어지면 십중팔구는 정말 배가 고픈 게 아니라 마음이 시키는 공복감이다. 관식법을 통해 잠깐만 그 마음을 눌러주면 어렵지 않게 식욕을 참을 수 있다.

환자를 복진해보니 급박*이 현저하고 계증**이 뚜렷하다. 고방에서 이런 증상을 치료하는 대표 처방이 영계감 라인의 처방들이다. 영계감 라인 처방을 쓰는 환자의 특징은 증상변화가 심하고, 정신적인 자극에 민감하다. 자기애가 강한 환자가 대부분이고 건강염려증처럼 몸의 증상에 집착하는 경향이 있다. 환자는 공진단을 처방받으러 오셨는데, 상담 끝에 호흡법을 먼저 실천해보기로 했다. 잠들기 전과 아침에 일어나서 두 번씩 꾸준하게 시행한 결과, 생각의 연쇄 증상이 사라지고 잘 자게 됐다고 좋아하셨다. 때로는 간단한 호흡법이 비싼 약보다 나을 때도 있다.

---

* 급박(急迫): 보통은 증상변화가 매우 심하고 긴박한 모든 증상을 가리킨다. 이때 복진하면 배가 팽팽하게 긴장해 있다. 복직근의 긴장을 유발하는 구련(拘攣)과 구분해야 한다. '약방의 감초(甘草)'라는 별명이 있는 감초가 급박을 치료하는 대표적인 약이다. 한약에 감초가 들어가는 처방이 많은 것은 병이 급박한 것이기 때문이다.

** 계증(悸證): 계는 가슴이 두근거리는 것을 자각하는 것이다(悸則心悸也). 이것이 심해지면 동(動)이 되는데, 몸과 마음이 환자의 의지와 관계없이 씰룩거리거나 몽유병이나 정동장애와 같은 행동을 한다. 동에 이르면 환자는 만성적이고 극심한 피로에 시달리게 된다.

2부

몸

"걷는 것은 그 자체로 전두엽을 자극해서 머리가 맑아지고
발달한다. 천천히 걷는 것만으로도 스트레스를 이겨낼 힘이
생기고, 소화기가 자극받아 튼튼해지며, 장운동이 촉진되어
변비가 사라진다."

항생제가 듣지 않는 환자

슈퍼박테리아라고?

지인 한 분이 소변에 문제가 있고 고열이 나서 병원에 입원했다. 여러 가지 검사를 한 끝에 신우신염이란 진단을 받았다고 한다. 그래서 10일 동안 항생제 치료를 계속했는데도 세균이 자꾸 늘어난다며 근심어린 목소리로 전화를 걸어왔다. 신우신염은 마침 내가 대학에서 전공하고 가르치던 전문분야다. 일반적인 경우라면 10일 내외의 항생제 치료로 완치되어야 마땅하다. 하지만 두 번이나 항생제 처방을 바꿨는데도, 소변에서 검출되는 세균 수가 오히려 늘기만 했다면 문제다. 담당 주치의는 슈퍼박테리아에 감염된 게 아닌지 걱정하고 있다고 한다. 환자 처지로서는 정말 걱정되는 일이 아닐 수 없겠다.

나는 그냥 퇴원하고 한의원으로 오시라고 말했다. 배뇨시 불편감과 배뇨지연이 있고, 소변에서 세균이 검출되며, 의사가 등을 두들겼을 때 환자가 통증을 느꼈다면 신우신염이 맞다. 하지만 10일이나 입원해서 항생제치료를 하루 세 번씩 했는데도 증상이 좋아지지 않고 오히려 나빠지고 있다면, 단지 신우신염이란 병명에 붙들려선 안 된다. 슈퍼박테리아 감염이 아니라는 말이다.

우리는 현대의학이 인류의 보건 향상에 크게 기여했음을 잘 알고 있다. 특히 파스퇴르와 코흐 등의 선각적 학자들의 노력으로 세균학이 발전하고, 그에 따른 항생제(Antibiotics) 개발이 수많은 목숨을 살렸고, 의학발전에 크게 기여했다는 사실은 분명한 역사적 진실이다. 누구나 갑자기 심한 고열과 통증에 시달린다면, 병원에 입원해서 검사받고, 그 결과에 따라 항생제 투여를 바랄 것이다. 신우신염에 항생제를 투여하는 것은 올바른 치료법이다. 이 점은 다툴 여지조차 없는 분명한 사실이다.

그러나 이 환자를 세균 감염으로 인한 신장 조직의 염증상
태라고만 파악했기 때문에 치료가 안 된 것도 분명하다. 이
환자는 과도한 노동과 섭식장애가 선행되었기 때문에 체내
면역력과 생리기능이 매우 떨어져 있는 상태였다. 대사기능
이 제대로 작동하지 못하니까 항생제가 자기 몫을 다하지
못한 것이다. 입원 전에 2년에 걸쳐서 심하게 과로했고, 여
러 가지 일로 스트레스를 많이 받아서 몸이 그야말로 기진
맥진한 거다. 이런 환자에게 항생제를 아무리 쏟아 부은들
세균 수가 줄어들지 않는다. 한의학적으로 말하자면 기소혈
소(氣少血少)한 상태인데 수독(水毒)이 쌓여서 비뇨기계가 고
장 난 상태다.

그러면 보약이 답일까? 그렇지 않다. 이런 환자에게 보약
을 쓰면 그야말로 난리가 난다. 보약은 매우 역가(力價)가 높
은 약이다. 이 환자처럼 생리기능이 극단적으로 떨어져 있
는데다 실사*가 강한 경우에 보약을 쓰는 건 불난 집에 휘발
유를 붓는 것과 같다. 자칫 잘못하면 간장에 심각한 데미지

---

* 실사(實邪): 세균처럼 직접 병을 일으키는 나쁜 기운. 사기가 왕성한 것을 실증이라 하
고, 정기가 허약한 것을 허증이라 부른다(邪氣盛則實, 正氣脫則虛).

를 주어 전격성 간염 같은 치명적인 상태를 촉발할 수 있다. 몸이 늘 피곤하고 집중력이 떨어지는 것 같으니 보약을 먹겠다고 한의사 진찰도 없이 약을 먹다가는 큰일 난다. 실제로 이런 이유로 양방병원 응급실에 실려 가는 사람이 여럿이다. 경험 많은 한의사에게 진맥만 받았어도 막을 수 있는 일인데 그러지 않아서 생기는 안타까운 일이다.

한의학에서 병리론과 치료법은 매우 복잡하지만, '사기성즉실(邪氣盛則實), 정기탈즉허(精氣奪則虛)'와 '실즉사지(實則瀉之), 허즉보지(虛則補之)'라는 말로 요약할 수 있다. 병에는 허실이 있는데 허라 함은 정기가 부족한 것을 말하고, 실증이라고 하면 사기가 왕성한 상태를 말한다. 실하면 공격해서 병사를 몰아낼 것이고, 허하면 음양기혈의 상태를 살펴 부족한 것을 맞춰 평형을 이루도록 하면 된다. 아무리 세상이 바뀌고 전에는 보지 못했던 에볼라니 에이즈니 하는 복잡한 병이 나타난다고 해도 이 원칙은 변하지 않는다.

오령산의 위력

지금 이 환자의 몸이 허약한 것이 병의 본(本)인 것은 맞다. 그런데 지금 소변이 시원하지 않고 어지럼증이 있으면서 야

간뇌가 나타나고 소화기 장애와 더불어 수족 냉증이 있다. 입원 당시엔 토하기도 했다. 이것은 병의 표(表)이다. 본병(本病)과 표증(表症)이 같이 있을 때 치료는 급한 곳을 먼저 다스린다. 지금은 표증이 급하니 표증을 먼저 치료하는 게 옳다. 맥진과 복진을 통해 당귀사역가오수유생강탕이나 오령산, 복령택사탕, 소시호탕, 진무탕, 팔정산 등에서 맞는 처방을 골라야 한다. 모든 표증이 사라지면 그때 비로소 본병을 치료하는 보약을 쓰면 된다.

환자가 도착해서 진찰을 해보니 맥은 세삭(細數)한데 곧 끊어질 것처럼 약하고, 설질은 선홍색이며 백태가 약하게 끼어 있다. 입원 초기에는 구토가 여러 번 있었고, 지금도 속은 메스꺼운 상태인데 매우 마르고 파리하다. 입원하기 1년 전에 대상포진이 여러 차례 발생했고, 편도선염과 인후염이 번갈아 있었다. 비염도 늘 달고 사는 편인데 입맛도 없고 기운도 없으며 열은 37.7도 정도로 나타난다. 수족궐냉*이 있

* 수족궐냉(手足厥冷): 손발이 매우 차가운 것. 궐(厥)은 다하다(盡)의 의미이다. 지극히 차가운 것이다. 대개 환자는 악수를 꺼릴 정도로 손이 차고, 찬물로 설거지를 하지 못한다. 여름에도 수면양말을 신어야 잘 수 있다. 수독(水毒)이 극단적으로 진행된 상태로 대개 부자, 천오, 초오, 건강, 오수유처럼 꽁꽁 얼어붙은 수독을 깨트려서 배출하는(이를 축수逐水한다고 말한다) 약으로 치료한다. 중풍 후유증, 파킨슨병, 레이노씨병, 동상, 저체온증 환자 등에서 흔히 관찰된다.

고 복직근은 심하게 긴장되어 있다. 심하*가 매우 많이 막혀서 거의 심하비견에 달했고, 갈비뼈 부위에 손을 넣었을 때 자지러지게 놀랄 만큼 아파했다.

병의 초기에 오령산을 적절히 썼으면 금방 회복되었을 것인데, 치료가 늦어 본병인 수독의 차가운 기운이 비뇨기계 뿐만 아니라 전신으로 확산된 경우였다. 위에서 말한 처방 중 환자에게 적절한 처방을 선정해서 10일 정도 한약을 먹고 모든 증상이 사라졌다. 1년이 지난 지금 현재 환자분은 아무런 문제없이 건강히 지내는 중이다. 진단이 제대로 됐고, 그에 따라 적절한 처방을 선택했다면 낫지 않을 이유가 없다.

예전에 모 대학 부속 한방병원장으로 일할 때 전신부종 환자 두 명을 치료한 적이 있다. 두 분 모두 칠십이 넘은 노인이었는데, 낙상으로 양방병원에 입원했고, 식사를 잘 못

---

* 심하(心下): 심하는 명치부위를 가리킨다. 보통 흉격 부위에 독이 쌓이면 이 심하에 반응이 나타난다. 상부 소화기에 문제가 있을 때에도 심하에 압통이 나타난다. 의사가 손으로 눌렀을 때 환자가 얼마나 심하게 아파하는지에 따라 심하비(心下痞), 심하비경(心下痞硬), 심하비견(心下痞堅), 심하석경(心下石硬)으로 심하가 막힌 정도로 구분한다. 심하견만(心下堅滿)과 심하지결(心下支結)도 구분해야 한다.

하니까 매일 4리터가 넘는 수액을 공급받았다고 했다. 결국 전신부종이 와서 곧 돌아가실 테니까 집으로 모셔야 한다는 소리를 듣고 퇴원해 집으로 가다가, 침이라도 한 번 맞아보고 죽어야 원이 없겠다 해서 입원한 케이스였다. 입원환자가 음식 섭취를 잘 못하면 수액 공급을 하게 마련이다. 하지만 의식도 멀쩡하고 천천히 드시면 충분히 음식을 드실 수 있는 환자에게 다짜고짜 하루 4리터가 넘는 수액을 공급하면 어찌 되겠는가. 전신부종이 오고 신장이 망가져서 결국 죽음에 이르게 된다. 병원에서는 더 이상 해줄 게 없으니 임종이라도 집에 가서 하라는 게 소위 가망 없는 퇴원*을 당한 환자였다.

그때도 곽향정기산과 오령산을 합방해서 부종이라는 표증을 먼저 치료하고, 그 뒤에 비위기능을 강력하게 보강하는 보약을 써서 두 분 모두 불과 십여 일만에 걸어서 퇴원했다. 전국학술대회를 겸한 한의사 보수교육 때 발표한 임상사례여서 17년이 지난 지금도 선명히 기억하고 있다. 만일

---

* Hopeless Discharge: 병원에서 더 이상 아무런 처치를 해도 생명을 연장할 수 없을 때 퇴원하는 것. 의사로서 환자 차트에 호프리스 디스차지 지시를 적을 때면 언제나 비참하다. 내 지식과 기술이 이렇게 빤한가 싶은 깊은 자괴감이 생긴다.

당시 이 환자가 한의학치료를 받지 않고 양방치료를 계속했다면 병이 어떻게 진행되었을지 알 수 없다. 양방에선 더 해볼 게 없으니 집에서 임종하시게 퇴원하라는 소리를 들은 환자다. 돌아가셨다고 해도 이상할 게 없었다. 인연이 닿아 한의학으로 치료할 수 있어서 다행인 환자였다.

한의학은 실용과학이다

필자는 한의학이 현대의학을 대체할 수 있다고 주장하는 게 아니다. 현대의학보다 한의학이 낫다고 말하는 것도 아니다. 이런 임상 결과가 있었다고 우쭐해서 자랑을 늘어놓는 것도 아니다. 오히려 한의학은 무슨 신비한 비법이 결코 아니란 점을 강조하고 싶다. 한의학은 병을 치료하는 실용과학이다. 그 뿐이다. 바로 그 점을 독자 여러분께서 알아주시길 바란다.

혹자는 한의학이 과학이란 말에 거부감을 느낄 수도 있을 것이다. 진맥으로 병을 때려 맞추는 한의학이 과학이라니, 이 무슨 해괴한 소리란 말인가. 하지만 진맥은 한의사가 병을 진단할 때 쓰는 수많은 진단법 중의 한 가지일 뿐이다. 한의사는 기본적으로 환자의 안색과 설태, 몸의 이상을 관찰하고(望), 환자의 호소나 청진음 등을 들으며(聞), 환자에게 질문하고(問), 환자의 맥을 보고, 배를 두드리고, 눌러보는 등 환자 몸을 어루만져서 이상을 찾아내는(切) 다양한 진단법을 쓴다. 진맥은 다양한 진단법 중 하나이다.

진맥에 대해 잠깐 짚고 가자면 사정은 이렇다. 고수는 진맥으로 환자 병을 찾아내고, 하수는 진맥하면서 오늘 점심은 뭘 먹나 고민한다는 업계 농담이 있는데, 그게 꼭 농담만은 아니다. 한의대 학생은 6년 동안 총 240학점을 이수해야 한다. 그 중 진단학은 본과 1학년에서 2학년에 걸쳐 모두 6학점이 걸려 있다. 이론 강의와 실습을 합쳐서 그런데, 진단학 수업에는 진맥만 배우는 게 아니다. 설진·안진·청진·복진에 장부변증에서 위기영혈 변증에 이르는 숱한 변증이론을 익혀야 하고, 거기에 새로운 진단 기계 사용법도 숙지해야 한다. 그러니 자연 수업은 이론과 기본에 대한 설명에 그치고 진맥법에 대한 구체적인 실습은 진행되기 어렵다. 사실 맥 짚는 법을 자세히 가르쳐줄 선생님도 매우 부족한 게 사실이다. 그러니 배우고 싶은 학생은 방학 기간을 이용해서 개인적으로 과외를 하는 수밖에 없다. 그러니 한의사 면허를 받았다고 누구나 진맥 고수가 되는 건 아니다. 개인 간의 실력 차이가 있기 마련이다.

진맥은 이렇고, 한의학이 과학이란 말에 대해 부연 설명한다. '과학'이란 단어의 유래는 이렇다. 서양에서 16세기 이후로 연구되어온 일련의 자연탐구방법을 'science'라고 불렀는데, 일본 사람들이 이 말을 '과학'이라고 번역했다. 따라서 서양의 현대과학과 궤를 달리하는 학문에 과학이란 이름을 붙이는 것에 거부감을 느낄 수 있다. 하지만 과학을 자연과 인간의 존재방식에 대한 탐구라고 한다면, 동서양을 막론하고 수많은 종류의 과학이 있었다. 한의학도 인체를 탐구하고 질병을 치료하고자 하는 목적으로 동북아시아에 살던 고대인들이 쌓아올린 과학이다.

칼 포퍼의 주장처럼 과학은 반증을 견딜 수 있어야 한다. 그리고 적어도 두 가지 전제를 충족해야 한다. 하나는 재현성이 있어야 하고, 다른 하나는 측정 가능해야 한다. 한의학이 다루는 여러 가지 주제*들은 이 두 가지 점에서 서양과학의 범위를 벗어난다. 예컨대 어떤 특정한 환자의 기혈이 어

---

* 기혈이나 경맥, 어혈, 삼초나 심포 같은 개념이 그렇다.

느 정도로 약한지를 측정하는 다양한 시도가 진행되고 있지만, 아직 서양과학이 원하는 수준의 엄밀성과 재현성에 이르지 못했다. 28맥을 도식화해서 환자 맥파를 그래프로 그렸을 때, 이런 맥을 현맥이라 부른다고 완전히 정해졌느냐하면 그것도 아니다. 어떤 것은 되지만 어떤 맥은 재현성이 부족하다. 그렇다면 한의학은 창조과학이나 환단고기를 신봉하는 고대사 연구자처럼 유사과학(pseudo science)에 불과한가.

그것은 아니다. 유사과학은 과학의 탈을 쓴 거짓이고 신앙 차원의 바람에 불과하지만, 한의학은 장장 3000년 이상의 시간 동안 동북아시아에서 황제부터 천민에 이르기까지 모든 사람의 질병을 치료해 온 실용학문이다. 간단한 문제다. 한의학으로 병을 치료해서 환자가 나으면 과학이고, 낫지 않으면 비과학이다. 한·중·일뿐만 아니라 미국과 유럽에서 한의학의 각종 치료법이 유효하다는 논문은 한 해에도 수백 편씩 쏟아져 나온다. 한의학은 과학이다. 단지 서양과학적 분석틀에 한의학이 잡히지 않는 부분이 있다고 해서한의학이 비과학적인 게 아니다.

한약이 건강보험급여에 포함되지 않는 게 많고 다른 치료법도 역시 그런 게 많아서 한의학은 비싸고 불편한 점이 많다. 그 결과 우리나라에서 한의학이 전체 의료에서 차지하는 비율은 5퍼센트가 안 된다. 하지만 지금 현대의학(치의학 포함)이 받고 있는 모든 제도적 지원과 학문적 지원의 기회가 한의학에도 주어진다면, 그 비율은 비약적으로 높아지리라 확신한다. 일부 현대의학 전공자들이 한의학을 무당 푸닥거리만도 못한 혹세무민이라고 비아냥거려도, 한의학은 치료의학이고 실용과학이라는 내 믿음은 변하지 않는다.

마른 자의 슬픔

마른 자의 슬픔

나는 몹시 마른 환자, 그러니까 160센티미터에 41킬로그램
쯤 나가는 이들을 보면, 그들이 지금까지 얼마나 힘들게 살
아왔을지 싶어 마음이 아프다. 그들은 대개 손발이 차고, 소
화가 잘되지 않는다. 본인은 소화가 잘된다고 주장하는 사
람도 있지만, 사실은 자기 소화능력을 잘 알고 있어서 소식
하기 때문이다. 소화에 문제가 없는 사람은 평소 식사양보
다 훨씬 더 먹어도 괜찮은 사람들이다. 정해진 양보다 조금
만 더 먹어도 탈이 나는 사람은 소화가 잘되는 사람이 결코
아니다.

조금만 신경이 쓰이는 일이 있으면 고만 입맛부터 달아

나 이틀 사흘을 내리 굶어도 배가 고프지 않는 이들. 식사 때가 되어 어찌어찌 한술 떠 넣으면 그만 가슴부터 콱 틀어 막혀 삼켜지지도 뱉어지지도 않는 그악스런 체기가 닥친다. 애가 선 것도 아닌데 얹힌 밥 냄새 올라오면 어흑어흑 헛구역질이 올라오고, 눈물을 쏟으며 진저리를 쳐봐도 토해지지 않는다.

그런 나날이 이어지고 겹쳐져서 저 여윈 몸피를 빚었으니 손목은 가늘어 잡자니 부러질 듯하고, 가슴은 메말라 들뜬 브래지어의 빈 공간이 애달프다. 배를 만지면 꺼칠한 피부가 수세미처럼 긁히고 배엔 벅수나 장승처럼 험상궂은 복직근이 잡힌다. 언제 변을 편하게 보았는지 알 수 없을 정도로 배엔 똥이 가득 들었다.

말소리도 나직하고 목소리에는 힘이 없다. 누가 늘 윽박지르기라도 했는지 눈엔 겁이 한 가득하고, 큰소리라도 들릴라치면 가슴은 둥당거려 구석에만 앉게 된다. 마른 사람들은 기운도 없고 피도 없어 남들처럼 달거리를 다달이 하지 못한다. 어쩌다 찔끔찔끔 비치듯 하혈하고, 그 가냘픈 몸에 없는 피 그러모아 쥐어짜듯 내보내기에 아랫배를 쥐어짜는 통증도 끔찍하다.

아침에 본 그 환자, 이제 겨우 스물여섯 살 난 착하게 생긴 그 환자가 그랬다. 직장이 서울인데 주말이라 친가에 와서 어렵게 찾아온 환자다. 당연히 자주 올 수 없는 그 환자에게 나는 고작 직장 근처 왕뜸 뜨는 한의원을 찾아보라고 말했을 뿐이다. 한약을 쓰면 좋겠지만, 자기에게 쓸 수 있는 돈이 아주 조금이라, 보험도 안 되는 비싼 한약을 쓸 수 없었던 환자를 보면서 나는 조금 슬펐다. 더 쉬어야 하고 잘 먹어야 하고 한약도 써야 하는, 이제 겨우 이십대 중반의 그녀에게 내가 해줄 수 있는 게 별로 없어서였다.

약하게 타고난 체질

임상경험이 쌓일수록 병은 매우 단순하고, 그러나 체계적인 문제란 걸 알게 된다. 그 환자는 타고나길 소화기가 약하게 타고난 것이다. 그런데 문제는 그런 환자일수록 스트레스에 대한 저항력은 떨어지고, 심성이 착하고 약하다. 그래서 자기 일이 아닌 것도 떠안기 일쑤고, 약한 몸은 일에 치여 갈수록 더 약해진다.

그런 상태에서 벗어나려면 일 마치는 대로 잘 쉬고 잘 먹고 스트레스를 피하고 운동을 꾸준히 해야 한다. 그런데 우리 사회가 그걸 허락하는가. 사회적 약자는 건강 약자이기도 하다. 잘 사는 사람들은 아프지도 않다. 자기 건강에 신경을 많이 쓰고 운동도 부지런히 하고 병원에도 자주 가기 때문이다. 미국에서도 백인이 사는 부촌에서는 살찐 사람을 찾아보기 힘들다. 사회보장제도에 얹혀서 하루하루 살아가는 빈민촌일수록 고도비만자가 많다. 호주의 의학자들은 여자가 남자보다 오래 사는 이유 중 하나로 남자보다 여자가 병원을 더 자주 방문하기 때문이라는 연구결과를 내놓기도 했다.

우리 사회는 건강 약자에게 절대로 너그럽지 않은 나라다. 오히려 그들의 체력을 소진시키는데 골몰하는 것처럼 보이기도 한다. 과도한 노동시간뿐만이 아니다. 우리는 아직도 70년대식의 노동윤리와 도덕에 젖어 있다. 근면과 성실이 최고의 미덕이다. 정년 보장도 안 해주면서, 비정규직에게 정규직 임금의 1/3을 겨우 주면서, 소처럼 일하기를 바란다. 이 문제가 해결되지 않는다면 우리 미래는 절대적으로 캄캄하다고 확신한다. 인간이 인간에게 불평등하게 대하는 게 사회적으로 널리 용납되는 나라에 무슨 희망이 있단 말인가. 비정규직이나 나쁜 일자리문제는 경제 이전의 평등과 건강과 인간 존엄의 문제이다.

나는 환자들에게 자주 말한다.

"제발 월급 받는 만큼만 일하세요."

"타인의 무리한 부탁이나 요구에 못한다고 말하세요."

이기적인 게 꼭 나쁜 건 아니다

조금은 이기적으로 나를 위해 살기 바란다. 나는 내 행복을 실현하기 위해 사는 사람이다. 부모에게 효도하려고 태어난 것도 아니고 회사에 충성하려고 태어난 것도 아니다. 정말 이다. 우리는 도덕적이고 윤리적으로 살아야 하지만, 그것은 엄연히 상대적이다. 우리 사회와 회사가 우리를 어떻게 대하는지는 고려하지 않고 그저 개인에게만 도덕적이고 윤리적인 삶을 강요한다면 그것은 윤리를 가장한 착취일 뿐이다.

살찐 사람들은 또 얼마나 그들만의 이야기가 있겠느냐만, 말랐는데 착하기만 한 사람을 보면, 그만 화가 날 때도 있다. 그들이 겪는 고통을 알기 때문이다. 지나치게 마른 사람들은 자기를 사랑하는 법부터 배워야 한다. 강박에서 벗어나야 하고, 인생을 즐길 줄 알아야 한다. 춤을 배우기를, 박물관에 가고 콘서트 표를 끊기를, 그런 요청 더는 들어드릴 수 없다고 딱 부러지게 거절하기를, 자르려면 자르라고 말할 수 있기를 바란다. 절대 자르지 못할 테니까.

또 다른 마른 자의 슬픔2

상당히 마른 분이 진찰실에 들어오신다. 자고 났더니 목이 아파서 돌릴 수가 없다는 것. 한의학에서는 뒷목이 뻣뻣하다고 해서 항강*, 자다가 베개에서 떨어졌다고 해서 낙침(落枕)이라 부르는 상태이다. 현대의학 용어로 말하자면 뒷목과 어깨 부분의 근육통인데, 경추 추간판 탈출증이나 경추 척추간 협착증이 원인이 아니라면 침과 부항, 물리치료로 쉽게 호전된다.

　말이 나온 김에 한의학을 만든 고대인들의 작명 감각에 대해 잠깐 살펴보자. 항강증에 쓰는 혈(穴)자리는 바람 연못(風池), 바람 곳간(風府), 어깨에 판 우물(肩井) 등이다. 트라페

---

* 항강(項强): 項은 뒷목이다. 목의 앞부분은 경경(頸頸)이다. 强强은 뻣뻣하고 딱딱하게 굳은 상태를 가리킨다. 항강은 뒷목이 뻣뻣해져서 고개를 돌릴 때마다 아프고, 운동제한이 나타나는 증상을 말한다.

지우스(승모근), 수프라스피노투스(극상근)과 같은 이름보다 좀 더 낭만적이지 않은가? 한자나 라틴어나 마찬가지일 요즘 세대에겐 설득력이 없으려나? 한의사 눈에만 아름다운 작명일 수도 있겠다.

환자가 조금 밀려서 진료실에서는 길게 말할 틈이 없었다. 오히려 치료실에서 침을 놓으며 시간이 잠깐 났다. 나는 환자에게 침을 놓기 전에 물었다.

"손발이 차가운 편이시죠?"

"예."

"소화 잘 안 되죠?"

"예."

"머리도 자주 아프고요."

"예."

여기서 잠깐 뜸을 들였다 훅~! 찌른다.

"남 걱정도 대신 해주죠?"

"예?"

"근심 걱정이 많은 편이시죠?"

"아이고, 그런 걸 어떻게 보지도 않고 아세요?"

나는 웃으며 말했다.

"제가 한의사 경력이 삼십 년 가까이 됩니다. 그냥 보면 압니다."

한의사라고 그냥 보면 알 리가 있나. 추론의 근거는 상대방의 마른 몸피에 있었다. 침을 놓을 때는 옷을 벗는 게 원칙이다. 환자분은 승모근에서 극상근, 능형근, 견갑거근, 광배근 쪽으로 어깨와 등 근육에 윤기라고는 찾아볼 수 없고, 황태포처럼 바짝 말랐다. 어깨와 등을 눌러보니 흔히 티피(TP, trigger point)라고 부르는 통증 유발점이 주르륵 잡힌다. 영양이 부족하고, 나쁜 자세로 일하며, 평소에 운동이나 스트레칭을 자주 하지 못한 몸이다. 요즘 먹고 살기가 고단해지면서 이런 분이 늘어났다. 하루 10분이라도 직장에서 노동자에게 스트레칭할 시간을 주도록 법으로 정해야 한다. 물론 노동시간 단축과 노동환경 개선이 근본적인 답이겠지만.

수용능력의 차이

몸이 마른 사람과 뚱뚱한 사람의 근본적인 차이는 수용능력에 있다. 마른 분들은 수용능력이 크지 않다. 쉽게 말해서 대체로 소화기관이 약하다. 우리말에 '비위가 좋다'는 표현이 있는데, 기분 나쁜 소리를 해도 넙죽넙죽 잘 받아들인다는 말이다. 여기서 비위는 소화기의 대명사인 비위(脾胃)를 가리킨다. 마른 분들은 정신적 수용능력도 약한 편이다. 물론 소화기가 약한 게 근본적인 이유다. 그래서 먹는 일에 관심이 별로 없다. 입맛이 도는 음식도 많지 않다. 그리고 대체로 스트레스에 약하다. 그런데도 성실하고 윤리적이며 맡은 일에 책임감이 강해서 일을 놓지 못한다.

그렇다고 일을 하지 않는 게 답도 아니다. 대체로 소음인들은 일을 하는 게 안 하는 것보다 좋다. 조금 고단하고 힘들어도 일을 하는 게 낫다고 본다. 전제가 있다. 과부하가 계속 이어지지 않도록 하고, 내가 세상을 구할 수 없다는 걸 늘 자각하고 있어야 한다. 난 냉정하게 말한다.

"월급 받는 만큼만 일하세요."

노동 계약이란 게 원래 그렇다. 나는 노동을 제공하고, 자본은 우리에게 급여를 주고. 이 말이 원칙이고 정답이다. 월급은 쥐꼬리만큼 주면서 일은 혹독하게 시키는 자들이 문제인 것이다. 만국의 노동자여, 단결하라. 그래서 받는 만큼만 일하라.

먹는 게 시원찮으니 영양 상태도 나쁘다. 마른 분들 중에 정말 잘 드시는 분이 간혹 계신데, 이런 분들은 기초대사율이 높아서 먹는 대로 다 태워버리기 때문이지, 영양 상태가 좋은 것은 또 아니다. 아무튼 영양이 나쁜데다 운동까지 안 하면 근육총량이 줄어든다. 그러면 반드시 몸이 차가워진다. 근육은 우리 몸에서 가장 큰 발열기관이기 때문에 근육이 적은 사람은 차가워질 수밖에 없다. 특히 사지말단에 해당하는 손발이 차가워진다. 순환장애가 생기기 때문이다. 마른데 손발이 차가우면 소화기관 상태가 매우 나빠진다. 만성적인 소화불량에 시달리게 되고 당연히 마르고, 식사를 자주 한다고 해도 살이 찔 수 없는 몸이 된다.

병은 세트로 온다

병은 머리에 꽃 꽂고 다니는 분이 널뛰는 것처럼 오지 않는다. 반드시 합당한 이유가 있고, 대개는 종합세트로 온다. 그래서 한 가지를 보면 다른 증상을 유추해낼 수 있다. 마르고 손발이 차가운 사람이 어깨나 허리근육통으로 왔다면, 이 사람은 소화기가 나쁘고, 근심걱정이 많고, 노다지 피곤하고, 머리가 자주 아플 수밖에 없다. 먼저 적당한 휴식과 영양 섭취가 뒤따라야 할 것이다. 그게 잘 안 되면 어쩌겠는가. 침 맞고, 부항 뜨고, 뜸도 떠야 한다. 그래도 안 되면? 한약 써야 한다. 거칠게 나누면 한약은 속병을 치료하는 것이고, 몸의 바깥(체표)에 병이 오면 우선 침과 뜸으로 해보는 거다. 소화기가 문제라면 거의 대부분 한약을 써야만 근본적인 치료가 가능하다.

만일 이런 분이 불면증이나 우울증, 공황장애 등이 온다면 어때서일까. 뭔가 주변에서 이 분을 괴롭히는 일이 잔뜩 있는 거다. 자식이 속을 썩이든지, 남편이 주사가 과하든지, 혹은 주변과 대화가 단절된 상태다. 관심과 보호가 필요한데 그게 안 되니까 병이 난다. 화가 심하면 꺼줘야 할 것이고, 기가 막혔으면 소통시켜야 한다. 그리고 마무리는 소화기를 다스리고 몸을 따뜻하게 해주고 기운이 나는 약을 써주면 끝이다. 마음의 병이든 몸에서 일어나는 병이든 관계없이 병의 뿌리를 알면 치료는 쉽게 풀린다.

제목을 '마른 자의 슬픔'이라 적었다. 마른 분들은 대체로 선천적으로 에너지가 적은 분들이다. 그런데 성실하고 책임감이 강해서 맡은 일에 열심이다. 그러다 보니 늘 기가 부족하다. 일 년에 두 번, 나에게 선물한다 생각하고 동네 한의원 가서 한약 좀 드시라. 아주 비싼 한약 필요 없다. 꾸준히 관리만 해주면 병 없이 지낼 수 있을 것이다. 돈이 좀 든다는 것, 늘 피로에 시달린다는 것, 그럼에도 타인의 부탁이나 무리한 요구를 거절하기 어렵다는 것 등이 모두 마른 자들의 슬픔이다. 적절한 영양과 운동, 자기를 사랑하기가 한약보다 더 근본적인 대책인 것은 말할 필요도 없겠다.

불임은 데워라

냉하면 불임도 온다

결혼한 딸이 3년째 아기가 들어서지 않는다며 선배는 한 격정이었다. 이럴 때 부모 말만 듣고 덜컥 약 지어 보내면 안 된다. 요즘 젊은 부부들은 아이를 원하지 않는 경우가 많기 때문이다. 아이 낳아 기르기 어려운 현실을 하루아침에 고칠 수는 없겠다. 모두가 애써야 풀 수 있을 테지. 어쨌든 따님이 외국에 있다니 메신저 전화로 연결해서 사정을 들어본다. 지구 반대편에 있는 사람과 30분 가까이 통화했는데 공짜라니, 기술의 발전이 참 놀랍다.

이야기를 들어보니 정말 아이를 원하는데 임신이 되지 않는 경우였다. 보통 젊은 부부가 피임하지 않았는데 결혼

후 3년이 넘도록 임신이 되지 않으면 불임으로 보고 치료한다. 산부인과 검사를 받았냐고 물으니 둘 다 정상으로 나왔다고 한다. 그런데 따님 쪽에서 한의사가 들으면 전혀 정상이 아닌 증상이 수두룩하게 나온다.

우선 생리통이 심했다. 쥐어짜는 듯한 통증이 심해서 진통제를 먹어야 했다. 손발도 차가웠고, 머리가 자주 아팠다. 성격은 꼼꼼한 성격이고 용모는 단정하다. 스트레스가 있으면 소화불량으로 고생하는 편이다. 여기까지 들으면 한의사들은 누구나 이렇게 말한다.

"몸이 냉하군요. 기혈이 부족하고 자궁이 차갑기 때문에 임신이 어려운 겁니다. 일단 몸을 덥혀야겠습니다."

냉하다는 건 무슨 말인가

우리나라 사람이라면 누구나 들어봤고 어떤 내용인지 아는 말, 몸이 냉하다는 증상은 정작 현대의학 교과서에는 없는 말이다. '저체온증'이 가장 근접한 병명일 건데, 이것은 피를 많이 흘렸다거나, 겨울철에 산행하다 조난을 당했다든가, 갑상선기능저하증과 같은 병이 있어서 실제로 체온이 내려가는 증상을 가리킨다. 보통은 직장 온도가 35도 이하일 때를 가벼운 저체온증이라고 부른다. 그 아래로 많이 내려갈수록 응급상황이고, 신속히 치료하지 않으면 생명이 위험할 수도 있다. 하지만 한의사들이 냉증이라고 말할 때 환자의 체온은 정상인 경우가 많다. 과연 어떤 경우를 가리키는 말일까.

한의학 부인과 교과서의 정의와는 살짝 다르지만, 조금 거칠게 말하면 다음과 같은 세 가지 경우를 두고 냉증이라고 부른다.

우선 기능저하 상태를 지칭하는 말이다. 병은 기질적인 병과 기능적인 병으로 나눌 수 있다. 위에 궤양이 있거나, 쓸개에 돌이 박혀 있는 것이 기질적인 병이다. 현대의학의 이화학적 검사나 방사선 검사로 잘 찾을 수 있다. 보통 수술요법이나 기타 요법을 통해 병소를 잘라내는 것으로 끝난다.

갱년기증후군이나 만성적인 소화불량, 선병질*과 같은 것은 기능적인 병이다. 이화학적 검사로 문제가 잘 드러나지 않는 경우가 많고, 한의학적 처치가 잘 듣는 병이다. 쉽게 말해서 환자는 아픈데 병원에서는 병이 없다고 하는 모든 경

---

* 선병질(腺病質): 몸이 가늘고 가슴이 평평하며 목의 림프샘이 잘 붓는 등 결핵성 질병의 경향이 있는 허약한 체질.

우가 여기에 해당한다. 기능적인 병은 해당 장기에 큰 이상은 없지만 아무튼 병적인 이유 때문에 기능저하가 나타나는 경우를 말한다. 이런 병들은 잘라내면 큰일 난다. 예컨대 자궁에 근종 조금 있다고 덜컥 자궁적출술을 하면 안 된다. 수술은 언제나 가장 마지막에 고려해야만 한다. 이처럼 기능저하로 나타나는 병은 흔히 냉증의 범주에 속하는 경우가 많다.

두 번째로 정말 차가운 경우도 있다. 환자가 자각적으로 춥다고 느낄 수도 있고, 타인이 손을 잡아보니 차갑다고 느낄 수도 있다. 이것은 보통 체온이 전체적으로 내려가는 저체온증 문제가 아니고, 국소적인 순환장애가 발생한 게 대부분이다. 쉽게 말해서 피가 잘 돌지 않는 경우다. 그런데 피가 왜 잘 돌지 않는가. 여러 가지 이유가 있다. 부종이 있을 수도 있고, 혈관에 찌꺼기가 많아서 그럴 수도 있다. 드물지만 과체중인 경우에도 특히 하지 쪽으로 순환장애가 생길 수 있다. 내분비장애도 원인 중 하나이다. 하지만 대부분은 피가 모자라서 생긴다.

현대의학에서 빈혈은 적혈구의 숫자와 혈색소(헤모글로

빈)의 농도에 좌우된다. 하지만 한의학은 빈혈이라는 말이 없다. 대신 피가 부족하다(血少)는 표현을 자주 쓴다. 이것은 현대의학적 빈혈의 개념을 포함하면서, 동시에 혈액의 총량이 정상보다 모자라다는 의미를 포함한다. 혈액은 보통 체중의 6~8퍼센트 범위 내에서 다양하게 움직이는데, 한의사가 피가 부족하다는 진단을 하는 분들은 대체로 저체중이면서 혈액 총량도 상대적으로 부족하다. 한의학에서 혈과 관계가 깊은 장기는 간장, 심장, 비장이다. 간장은 피를 저장하고, 심장은 피를 주관하며, 비장은 혈을 통제한다. 조금 긴 설명이 필요한데, 여기서는 비장에 대해서만 설명하기로 한다.

비장은 소화기의 대표 장기이다. 흔히 비위가 약하다, 비위가 좋기도 하지, 등으로 쓰는데, 비장과 위장을 가리킨다. 비장이 오장이고 위장은 육부에 속한다. 위는 음식물을 소화시켜 탁한 기운을 아래로 내려 보내는 역할을 하고, 비장은 음식물 가운데 있는 에너지와 영양소를 온몸에 보내주는 역할을 한다. 비장이 혈액을 통제한다는 것은 협의와 광의 두 가지 의미가 있다. 좁은 의미에서 통제는 피가 혈관 밖으로 나가지 않도록 하는 기능이다. 툭하면 멍이 잘 드는 사람이 있는데, 보통 비장기능이 약하고 몸에 어혈이 많을 때 일어난다.

넓은 의미에서 비통혈(脾統血)은 심주혈(心主血)의 의미와 함께 쓴다. 비장은 피를 만들어내고 주관한다. 앞에서 말한 대로 비장에서 소화를 통해 오곡백과의 정화를 얻으면 이것은 신장으로 가서 선천의 정과 합해져 후천의 정이 된다. 이 신정은 다시 골수로 가서 혈액이 되는 것이다. 따라서 비장이 약하면 자연히 신정의 기초가 되는 원료도 부족해지고, 자연히 혈액을 만드는 기능도 저하될 수밖에 없다. 비장이 약해지면 각종 출혈이 일어나고, 피가 모자라게 되므로 여러 가지 냉증이 발현된다. 몸이 차다는 것은 피가 모자란 것이고, 바꿔 말하면 소화기가 약하다는 말과 통한다.

기가 부족해도 냉해진다

마지막으로 기가 약한 경우를 말하기도 한다. 기는 언제나 혈과 붙어 다니기 때문에, 피가 모자라면 반드시 기 부족 증상도 따라온다. 앞에서 피가 모자라면 병이 생긴다고 했지만, 피가 모자란데 기가 넘칠 리 없다. 혈병은 언제나 기병을 동반한다. 여기서 말하는 기가 약한 경우는 체질적으로 약하게 타고난 경우를 가리킨다. 영웅호색이란 말이 있다. 사회적으로 활동이 왕성한 사람이 성적 에너지도 크다고 번역할 수 있겠다. 한의학에서 말하는 기를 프로이트 식으로 표현하면 기란 이드와 에고, 초자아가 가진 힘의 총합이다. 결국 삶의 에너지가 큰 사람이 관심도 많고 활동도 많고 그에 따른 공과도 많은 법이다.

몸이 냉한 사람의 특징 중 하나가 매사에 관심이 없고, 말소리도 작고, 쉬이 지치면서 추위를 많이 타고, 식욕이나 성욕이 부족한 경우가 많다. 극단적으로 냉하면 성교통이 생긴다. 부부관계를 하고 나면 몸살이 오는 것처럼 몸 전체가 아프고, 생식기 부위도 통증이 심하며 몸이 시베리아 벌판처럼 차가운 것이다. 부자, 건강과 같은 매우 뜨거운 성질을 가진 약물로 치료해야 한다.

위에서 말한 증상들은 기가 부족한 경우에 나타나는 전형적인 증상이다. 호흡이 가쁘거나 잠을 잘 못자는 경우도 많고 심리적으로 쉽게 우울해진다. 내가 임상에서 반 농담 삼아서 힘이 있어야 잠도 잘 잔다고 말하는데, 나이 드신 분들은 쉽게 동의한다. 정말이다. 잠도 기운 있어야 잘 잔다. 흔히 젖 빼는 힘까지 다 쓴다고 하는데, 갓난아이가 젖을 빨 때 얼마나 용을 쓰는지 보라. 갓난아이에게 포유는 생사가 달린 일이다. 제가 가진 모든 힘을 다해 젖을 빤다. 그게 바로 기운이다. 우리는 아주 쉽게 밥상에 앉지만, 기운이 뻗치고 의지가 넘쳐야 하는 자리가 바로 밥상머리다. 그것이 내 몸 안으로 들어와서 나를 살리고 확장시키는 것을 생각하면 식사하는 자리는 그 어떤 자리보다 엄숙하고 중대한 자리다.

기가 부족하면 자연히 몸이 냉해진다. 기란 결국 에너지다. 에너지는 열이고, 그렇기 때문에 기 부족은 냉해질 수밖에 없는 병이다. 몸이 차갑고 소화가 잘되지 않고 입맛도 없는 사람은 그래서 계속 나쁜 사이클로 돌아갈 수밖에 없다. 그 고리를 끊어내는 게 바로 치료다. 그러니 냉증을 치료하는 게 얼마나 중요한가. 현대의학에서 연구해 보니 체온을 1도 올리면 면역력이 4배 증가한다고 한다. 나는 진심으로 믿는데, 사망이란 결국 몸이 완전히 싸늘해지는 거다. 체온을 유지할 수만 있다면 인간은 무병장수할 수 있다.

불임치료법

지금부터는 불임을 치료하는, 다시 말해서 몸을 데우는 방법에 대해서 알아보자. 크게 환자가 해야 할 일과 한의사가 해야 할 치료로 나눌 수 있다. 먼저 환자가 해야 할 것부터 열거해 본다.

　가장 먼저 차가운 것을 먹지 말자. 여기서 차갑다는 말은 음식의 성질이 차가운 걸 말하는 것도 있고(돼지고기와 무는 성질이 차갑다), 냉장고에 넣어서 차가워진 음식을 말하기도 한다. 단언하는데 집에 냉장고가 많을수록 건강과 멀어진다. 냉장고가 많을수록 차갑게 저장하는 음식물이 많다는 말인데, 좋을 게 없다. 특히 찬물이나 찬 우유를 벌컥벌컥 마시는 건 소양인을 제외하면 백해무익한 일이다. 지금부터라도 세상의 모든 어머니들은 냉장고 안에 있는 물병을 꺼내 놓기 바란다. 아이들은 본래 열덩어리다. 한의학에서는 순양지체라고 부른다. 그러니까 한겨울에도 발가벗고 뛰어놀 수 있다. 나이가 들어 노인이 되면 어떤가. 한 여름에도 무릎에서 찬바람이 난다고 하시지 않는가. 차가워지는 것이다. 양기란 생명력인데, 그 뜨거운 생명력에 찬물을 내리 부으면 어떻게 될 것인가. 대장간에서 달군 쇠를 찬물에 집어넣을 때처럼 하얗게 김을 내뿜으며 식어버릴 것이다. 아이든 어른이든 음식은 따뜻하게 먹어야 한다. 그리고 아이는 찬물로 머리 감고 샤워해야 한다. 바깥은 견고하게 다지고 안은 부드럽게 덥히는 게 한의학적 건강법의 기초이다.

흔히 손발과 배는 따뜻하게, 머리는 서늘하게 키우라고
하는데, 배를 따뜻하게 하라는 건 먹는 것을 가리라는 말이
다. 우리 민족은 고래로부터 음식 궁합을 맞춰왔다. 돼지고
기를 먹을 때는 생강이나 새우젓을 곁들인다. 돼지고기는
차가운 성질이고, 생강은 반대이기 때문이다. 생선회를 먹
으면 초생강이나 락교(염교가 옳다)를 한 젓가락 먹는다. 생선
은 차고 생강과 염교는 뜨겁기 때문이다. 배추는 따뜻한 성
질이 있고 무는 차갑다. 그래서 겨울 김장은 배추와 무를 고
추에 버무리고 뜨거운 성질이 있는 새우젓이나 액젓을 쓴
다. 추운 겨울에 먹어야 하기 때문이다. 이처럼 우리나라 음
식은 음양과 한열의 고른 배합에 깊은 관심을 기울였다. 음
식 궁합 따지기 어려우면 패스트푸드 던져버리고 그냥 엄마
가 해주시던 집밥 먹자. 그러면 만사 오케이다.

일어나 걷자. 우리가 건강에 대해 말할 때 언제나 기억해
야 하는 진리가 하나 있다. 걸으면 살고, 누우면 죽는다. 살
짝 과장하자면 숨 떨어지기 직전까지 걸어야 한다. 걷기는
사람을 다른 종과 구분하는 가장 기본적인 차이점이다. 과

장되게 말하자면 걷기를 게을리 하면 짐승 수준이 된다. 걷는 것은 그 자체로 전두엽을 자극해서 머리가 맑아지고 발달한다. 천천히 걷는 것만으로도 우리는 스트레스를 이겨낼 힘이 생기고, 소화기가 자극을 받아 튼튼해지며, 장운동이 촉진되어 변비가 사라진다. 몸이 냉한 사람들은 걷는 것 이상 좋은 운동이 없다. (걷기는 뒤에서 별도 글로 다시 설명하기로 한다.) 보통 근육이 없기 때문에 몸이 냉한데, 무리해서 운동하면 건강을 해칠 수도 있다. 특히 수영은 차가운 물에서 하기 때문에 권하고 싶지 않다. 비염을 달고 산다면 더더욱 그렇다.

한의사는 약 주고, 뜸뜨고, 침놓는 게 전부다. 불임 환자에게 한약을 쓰면 대체로 놀라운 변화가 일어난다. 생리통이 개선되고, 밥맛이 좋아지면서 피로가 풀리고, 마침내 임신이 가능해진다. 글머리에 소개한 선배의 따님은 스페인에 거주하기 때문에 한약을 쓰기 어려웠다. 환을 지어서 인편으로 보내드렸는데, 3개월 만에 임신에 성공했다며 감사하다는 전화를 받았다. 이런 말을 들으면 정말이지 한의사가 된 것이 다행이라는 생각을 저절로 하게 된다.

비용 면에서 부담스러워 한약을 쓰기 어렵다면 뜸을 뜨기 바란다. 뜸은 말린 약쑥을 가루 내어 뭉친 다음에 혈자리에 놓고 불을 붙여서 뜨거운 기운을 몸 안으로 불어넣는 치료법이다. 쑥은 아무 데서나 쑥쑥 잘 자란다고 붙여진 이름인데, 과연 히로시마 원폭 이후로 가장 먼저 자라난 것이 쑥이었다고 한다. 모든 것이 죽어버린 불모의 땅에서 가장 먼저 피어난 생명체가 쑥이다. 얼마나 뜨거운 성질을 타고 났으면 그렇게 되겠는가.

나는 환자에게 농담 삼아서 곰이 먹으면 사람 되는 게 쑥이라고, 그것도 아름다운 여자가 된다고 말하곤 한다. 곰이 쑥과 마늘을 먹는다는 말은 물론 신화적 상상이지만, 쑥과 마늘은 대표적인 뜨거운 식품이다. 다시 말해서 불이 사람과 짐승을 나누는 기준점이 된다는 말로도 해석할 수 있다. 몸이 차가운 사람에게 생강이 좋은 것도 마찬가지다. 다만 생강은 매운 맛이 있어서 속이 쓰리거나 하면 생강차 등을 과용하면 안 된다. 불임환자에게 뜸을 뜰 때는 작은 뜸으로는 효과가 크지 않고 왕뜸을 떠야만 한다. 왕뜸은 연기가 아주 많이 나기 때문에 덕트를 설치해서 환풍시설을 갖춰놓은 한의원에서만 가능하다. 비단 불임환자가 아니라 해도 나이

가 드신 어르신들은 거의 대부분 왕뜸치료가 좋다*. 수술이
나 항암치료 등으로 소화기가 약해진 분에게도 왕뜸은 거의
즉각적인 효과가 있다.

---

* 뜸이 언제나 좋기만 한 것은 아니다. 화법(火法)으로 역(逆)이 될 수 있으므로, 뜸을 뜨면 안 되는 경우는 다음과 같다. ①태양중풍에 해기(解肌)하지 않고 화법을 써서 억지로 발한하면, 풍사(風邪)가 풀리지 않을 뿐만 아니라 화사(火邪)마저 더해져 반드시 혈기를 상하게 된다. ②마황탕을 써야하는 상한 표실증에 발한하지 않고 뜸을 써서 양기를 덥힌다면, 화열이 진액을 손상시켜 인후가 건조해지고 양락(陽絡)을 상하게 하여 토혈(吐血)하게 된다. ③태양병을 앓은 후 표의 사기가 풀리지 않았는데 번조증이 있는 경우, 표실이열(表實裏熱)이 형성된 경우이다. 화법을 쓰면 양명위가실증이 된다. ④태양병 발열이갈 불오한자 위온병(太陽病 發熱而渴 不惡寒者 爲溫病). 이 때 화법을 쓰면 신혼섬어, 경궐, 경련 등이 나타난다. ⑤맥미삭은 음이 허해서 양을 제어하지 못하는 음허화동의 상황이다. 뜸을 뜨게 되면 양을 더하고 음을 겁박하여 열을 조장하므로 화역(火逆)이 된다.

172

교통사고, 한의원이 답이다

교통사고에 대한 소소한 정보

도로교통공단 분석에 따르면 2015년 우리나라에서 일어난 교통사고는 대략 100만 건이 넘고, 크고 작은 부상자도 180만 명에 달한다. 경찰에 접수된 교통사고 접수 건수는 대략 23만 건에 35만 명이다. 150만 명 정도는 경찰에 접수하지 않고 처리되는 가벼운 사고란 뜻이다. 생기지 말아야 할 교통사고, 하지만 꾸준히 늘어나는 추세라서 OECD 국가 중 1위이다. 사고를 미리 예방하는 방어운전과 안전운전이 최선이지만, 내가 아무리 주의한다 해도 뒤에 와서 들이받는 사고까지 막을 수는 없다. 사실 대단히 많은 교통사고가 이런 식으로 일어난다. 이 글은 전후방 추돌로 인한 교통사고 후유증 치료에 대한 것이다.

가벼운 자동차사고는 대개 채찍질손상(whiplash injury)이란 문제가 생긴다. 연구에 따르면 초당 2.5미터 속도로 부딪혀도 일어날 수 있다고 한다. 아주 살짝 쿵, 했는데도 나타난다는 말이다. 추돌 순간 충격으로 목이 뒤로 젖혀졌다(Hyperextension 과신전), 다시 턱이 가슴에 닿을 정도로 강하게 앞으로 꺾이면서(Hyperflexion 과굴곡) 목의 근육과 인대, 관절과 신경이 다치게 된다. 가장 흔한 증상은 목과 어깨의 통증과 목이나 어깨를 움직이기 힘든 것이다. 이때 평소 일자목이나 거북목, 경추 측만, 경추 추간판 탈출증이나 협착증, 목을 돌리고 있는 상태에서 충격을 받았다든지 하면 부상 정도는 더욱 심각해져서 심한 손 저림과 이명, 구역질과 구토, 요통, 두통과 전신통증도 나타날 수 있다.

사고 후 4~5일이 지났는데도 이런 증상이 나타나지 않는다면 괜찮지만, 교통사고 환자 중 15~20퍼센트는 이 채찍질손상으로 매우 고통스러운 경험을 하게 되고, 남자보다 여성에게 증상이 심하게 나타나는 경향이 있다. 어깨 통증이 쉬이 낫지 않아서 1년 2개월 동안 치료한 환자도 보았다. 50대 여성이었는데, 대체로 성격이 꼼꼼하고 손발이 차고 소화가 잘되지 않는 소음인 여성에게 교통사고 증상이 오래

174

가고 심하게 나타나는 경향이 있다.

이런 채찍질손상을 막기 위해서는 자동차 머리받침대를 자기 체형에 맞게 높이를 조절해야 한다. 머리와 머리받침대 사이는 4센티미터 이상 떨어지지 않아야 하고, 머리받침대가 머리보다 낮으면 안 된다. 최소한 같거나 높아야 한다. 뒤를 돌아봤을 때 머리받침대 가운데와 내 눈높이가 맞으면 적당하다. 이게 잘되지 않는 이유는 길게 누워서 운전하는 습관 때문이다. 자동차 운전석 의자 각도는 100도~110도가 적당하다. 거의 직각으로 앉는 느낌이 들어야 좋은 자세다.

어혈을 풀어야 한다

한의학적으로 보면 교통사고는 일차적으로 다량의 어혈(瘀血)이 만들어지는 게 문제다. 어혈은 한마디로 말하자면 비정상적인 혈맥이라고 말할 수 있다. 피하출혈로 멍이 들거나, 기미나 검버섯처럼 피부에 얼룩덜룩하고 지저분한 마크가 생기고, 여성의 경우 생리 때 부정기 출혈이나 덩어리 피가 나타나는 등으로 확인할 수 있지만, 이외에도 흐름이 비정상적이거나, 한곳에 오래 머물러 있거나, 혈구와 혈장 성분에 이상이 생겼거나 하는 모든 비정상적인 혈액은 죄다 어혈이다. 어혈의 범위는 매우 넓어서 혈전이라든가, 체내에서 만들어지기는 하지만 제 역할을 하지 못하는 호르몬장애(대표적인 게 당뇨병이다), 가래나 고름, 담과 같은 비정상적 체액 역시 그 범주에 들어간다. 따라서 이 어혈을 신속히 제거하고 이차적으로는 척추의 정렬상태를 바로잡는 것이 중요하다. 현대의학에서 교통사고 환자에게 근육이완제와 소염진통제, 도수치료와 물리치료 등을 시행하지만, 바로 이 어혈에 대한 대책이 없기 때문에, 쉽게 낫지 않고 환자가 오래 아파하는 경우가 나타난다.

교통사고는 일종의 타박상이다. 설령 직접적인 타박이 없더라도 사고 당시 발생한 충격파가 우리 몸을 관통하면서 두들겨 맞은 것과 유사한 상태가 된다. 비유하자면 사과를 떨어뜨렸을 때, '얼먹는다'라고 말하는 현상이 우리 몸에 생긴다. 사과가 얼먹으면 겉보기엔 멀쩡하지만 먹어보면 바삭한 맛이 없고 탈이 난 상태가 되지 않는가. 사람도 교통사고를 당하면 그와 유사한 상태가 된다. 위에서 설명한 어혈이 바로 그 얼먹게 만드는 병적 원인이다. 교통사고에서 어혈을 치료하지 않으면 얼먹은 몸을 정상으로 되돌릴 방법이 없게 된다. 우리가 매달 의무적으로 건강보험료를 내지만 국가는 국민에게 한약치료를 보험으로 해주지 않는다. 그런데 왜 자동차보험 회사들은 교통사고 환자에게 한약을 3주 동안 복용하도록 해줄까. 자동차보험 회사가 한의사 집단을 특별히 사랑해서가 아니라 한약과 교정치료를 받게 했더니 전체 치료비가 현저하게 감소했기 때문이다. 실제로 한방치료를 받은 환자들은 교통사고 후유증에 대한 부작용이 적고, 치료기간도 매우 짧아진다.

교정치료도 한방이 답이다

또한 급성기가 지나면 교통사고로 인한 척추 정렬 상태의 이상을 한방 교정요법인 추나치료로 바로잡게 되는데, 추나요법은 어떤 한의원에서든 한의사가 직접 시술한다. 현대의학에서 물리치료 기사가 시행하는 도수치료에 비할 바가 아니다. 게다가 한의사가 수행하는 교정요법은 그 종류도 다양하고 효과가 뛰어나다. 환자 만족도가 매우 높다. 혹시 추나요법이란 말을 들어보셨는지. 추나는 밀 추(推), 붙잡을 나(拏)란 글자를 쓴다. 뜻은 '뼈를 밀고 당겨서 비틀어진 뼈를 바로 맞추는 한의학적 치료방법'이다. 직접 손으로 하기 때문에 수기(手技)요법이라고도 부르고, 뼈를 교정한다고 해서 교정요법이라고도 부른다. 추나요법은 한의학적 이론과 정

체성을 갖춘 치료법으로 근래 들어 활발하게 연구되고 있는 분야다. 2018년부터 65세 이상 노인에게 보험 적용이 예고되어 있다. 자동차 사고를 당한 환자는 대부분 뼈가 틀어져 있다. 따라서 몸을 바로 잡아주는 추나요법은 매우 좋은 치료법이다. 이정도면 자동차 사고가 났을 때, 사고처리 담당자에게 "한의원에서 치료받겠다."라고 말씀하실 이유가 충분하지 않습니까?

자동차사고가 났을 때 한방치료는 빠르면 빠를수록 좋다. 몇 주만 늦어져도 치료기간이 두 배 이상 길어지고 후유증이 남을 수도 있다. 그리고 교통사고는 증상이 천천히 나타나는 경우가 흔하다. 사고 당일 또는 이삼일 동안 괜찮다고 쉽게 합의해주지 말자. 자동차보험 회사가 주는 50만 원 정도의 합의금은 위로금이 아니다. 당신이 받아야 하는 치료비를 먼저 내주는 것이다. 당신 치료비는 그것보다 훨씬 더 들어가는 경우가 95퍼센트 이상이니까, 절대로 쉽게 합의해주지 말자.

사람 몸은 정직하다. 모든 문제를 수용하지만 결코 그 흔적을 지우지는 않는다. 우리가 젊어서 스트레스와 화를 끓이고 살았다면 몸은 언제나 그것을 기억한다. 나이 들면 화병이 생기고, 치매가 온다. 마찬가지로 교통사고가 났는데 먹고 살기 바빠서, 며칠 지나니 괜찮아져서 치료를 제대로 받지 않으면 나이 들어서 반드시 병으로 돌아온다. 증상이 가볍든 심하든 현대의학적 수술이나 접골 등의 문제가 없다면 지체하지 말고 동네 한의원을 찾아가시는 게 좋다. 최근 들어 한의원 간판에 교통사고 치료에 대한 안내가 늘어나고, 환자분들도 교통사고는 한의원으로 가야 한다는 인식이 늘어난 게 분명하다. 내원환자 숫자가 20년 전에 비해 매우 늘었다. 그렇지만 아직도 교통사고가 나면 한의원에서 치료하는 게 좋다는 사실을 잘 모르는 분이 많다. 안타까운 일이다. 사고야 기왕에 난 것, 몸은 건강해야 하지 않겠는가. 이 글이 뜻하지 않게 교통사고를 당한 환자분들에게 조그만 도움이 되길 충심으로 바란다.

힐링은 거짓이다

지금은 힐링시대

십년 단위로 세상을 나눌 수 있다면, 1980년대와 지금 우리
가 살고 있는 2010년대는 묘하게 겹친다. 1980년대를 관통
하는 시대정신을 한 단어로 요약하면 '민주화'가 아닐까. 민
주화를 바라는 시민과 억누르려는 정권은 거세게 맞부딪혔
다. 그 과정은 고통스러웠고, 숱한 희생이 따랐다. 결국 대통
령 직선제를 필두로 하는 현재의 헌법이 만들어지고, 두 명
의 전직 대통령을 감옥에 보내 죗값을 물었다. 이른바 '87체
제'의 탄생으로 80년대의 투쟁은 마무리됐다.

2010년대를 대표하는 한마디를 고른다면 아무래도 '힐링'
이 아닐까. 김난도가《아프니까 청춘이다》를 쓴 게 2010년,

SBS에서 '힐링캠프'란 프로그램을 시작한 게 2011년이고, 안철수가 전국을 돌면서 청춘콘서트로 젊은이들과 대화하기 시작한 것도 2011년이었다. 《천 번을 흔들려야 어른이 된다》란 책이 나온 게 2012년이다. 시대는 그렇게 갑자기 청춘 전체를 환자로 만들더니, 그 뒤로는 사회 전체가 병들었다고 선언한다.

그 뒤로 실로 엄청나게 많은 힐링이 쏟아져 나왔다. 콘서트도 힐링 콘서트고 명상도 힐링 명상이다. 하다하다 며칠 전에는 삼겹살을 먹으면서 힐링을 했다는 진술을 페이스북에서 봤다. 우리는 지금 아침부터 한밤까지, 힐링하기 위해 눈을 떠서 힐링하기 위해 눈을 감는 게 아닌가 싶을 정도로 힐링 중독이다. 대체 어디가 그렇게 병들어 있기에 힐링이 그토록 간절하게 필요한 것일까?

80년대의 시작은 광주항쟁이었다. 불법으로 권력을 찬탈한 정치군인들이 국민들의 저항을 억누르기 위해 계엄령을 내리자 광주에서 대규모 민중항쟁이 일어났고, 이를 군인을 동원해서 학살한 것이 광주항쟁의 본질이다. 광주에서 일어난 민중항쟁은 그렇게 꺾여버렸지만, 그것은 그 뒤로 치열하게 벌어질 거대하고 끊임없는 항쟁의 시작이었다. 정치군인들은 어떻게든 막아보려고 4·13 호헌조치라든가 또 다른 계엄 선포 등으로 윽박질렀지만, 결국 항복하지 않을 수 없었다. 물론 문민정권의 출범은 그 뒤로도 한참을 더 기다려야 했지만, 어쨌든 군사독재정권은 6·29 선언으로 항복했다.

해가 바뀌어 올해 2017년, 우리는 또 다른 한 명의 대통령을 감옥에 보냈고, 새로운 정권이 탄생했다. 87년 6·29 선언 이후에는 쿠데타로 민주주의를 짓밟은 두 명의 전직 대통령이 단죄됐다. 1980년대와 2010년대가 불의한 권력과 시민세력이 맞서 싸웠다는 점에서 유사한 점이 있다. 그런데 1980년대는 '민주화'가, 지금은 '힐링'이 대세어다. 어떤 차이가 있기에 그렇게 된 것일까.

나는 산업화와 민주화를 진행하면서 쌓였던 피로가 지금 우리에게 힐링을 강요한다고 생각하지 않는다. 내 생각에 우리에게 힐링이 필요한 까닭은 외환위기 이후로 우리가 잘못된 선택을 했기 때문이라고 믿는다. 우리는 한국전쟁 이후 최대의 국난이라 할 외환위기를 맞아 고용안정성을 내주고 신자유주의를 선택했다. 그리고 그 뒤로 대략 이십여 년이 지난 지금, 우리 사회는 외환 위기에서는 벗어났는지 모르겠지만 사회공동체를 묶는 연대와 시대정신이 사라졌다. 사라진 건 아니다. 돈과 양극화가 시대정신이고 지금 상황을 설명하는 키워드가 됐다. 직업 안정성이 사라지자 공무원이 최고 직업이 됐고, 조물주 위에 건물주 있다는 말이 진실이 됐다. 언제나 쫓기고 늦도록 일하면서 우리는 상시적인 힐링이 필요한 시대를 살게 된 것이 아닐까.

잘난 사람 바라보면 하루도 못 산다

독자 여러분의 주의를 조금 다른 방향으로 돌려본다. 오늘 오전 40대 초반의 암 환자를 진찰했다. 3년 전에 갑상선암 진단을 받았다. 불행하게도 임파선까지 전이가 진행됐기 때문에 갑상선과 임파선 전체를 수술로 제거하고 항암요법과 방사선치료까지 끝냈다. 지금은 일상생활이 가능한 정도로 회복되어서 직장에도 다시 출근하고 있다. 하지만 이 환자는 진찰받으면서 내내 눈물을 흘렸다. 자기가 암에 걸렸다는 말을 누구에게도 하지 않았다며, 내가 왜 젊은 나이에 이런 나쁜 병에 걸렸는지 모르겠다고 울었다. 그녀는 몹시 화가 나 있었고, 그 화를 풀 대상이 자기 자신 밖에 없었기 때문에, 다른 누가 아니라 스스로에게 잔뜩 화가 나 있었다.

갑상선과 임파선은 매우 중요한 내분비기관이고 면역
기관입니다. 이걸 다 떼어 냈으니 몸이 약해질 것은 빤
한 이치입니다. 지금 환자분은 수술과 항암치료 등으
로 약해진 몸인데요, 몸은 둘째 치고 마음이 너무 약해
졌습니다. 암이란 말 자체도 듣기 싫으시죠? 왜 이런
나쁜 병이 나에게 생겼는지 원망스럽죠? 이 마음을 돌
이키지 않으면 어떤 치료를 해도 증상은 나빠질 수밖
에 없습니다. 제 선친께서 늘 하시던 말씀이 있어요. 나
보다 잘난 사람 보면 하루도 못산다고요. 지금 환자분
의 상태가 딱 이렇습니다. 병에 걸리기 전의 상태로 돌
아가고 싶으시죠. 그게 안 되니까 나쁜 병에 걸린 자기
를 원망하고, 마음에 불만과 분노가 가득한 겁니다. 이
걸 완전히 비워내지 않으면 치료는 어렵습니다. 나보
다 못한 사람을 봐야 합니다. 이른 나이에 발견해서 병
이 더 깊어지지 않았으니 다행이라고 생각해야 합니
다. 일상생활도 잘 못하는 사람도 많은데, 나는 그래도
취직해서 움직일 수 있을 정도로 건강이 회복되었으니
얼마나 다행인가라고 생각해야 합니다. 감사하고 기

뻐하면서 나에게 주어진 작은 건강과 자유의 폭을 조금씩 키워나가야 합니다. 그러지 않고 그저 지금처럼 분노에 빠져 있으면 결국 자기를 미워하게 됩니다. 내가 나를 미워하면 누구도 환자분을 도울 수 없어요. 저도 마찬가지고요. 내가 날 사랑하지 않는데 누가 환자분을 사랑하겠어요. 남편도 부담스러워 하고 자식들도 엄마가 어려워 다가가기 힘들어집니다. 그런 삶을 이어나가시겠어요?

복진 해보니 찰과반응*이 현저했다. 심하비경도 있고 흉협고만도 있었다. 가슴과 목 부위가 막히는 증상이 현저했다. 복명음**도 있고, 소화불량 증상도 심하다고 했다. 맥은 세삭하고 설태는 황백태가 넓게 깔려 있었다. 전중 부위를 누르니 심하게 아파한다. 번을 치료하고 화병을 다스리는 사심탕은 증상에 따른 여러 갈래가 존재한다. 환자의 소화

---

* 찰과반응(擦過反應): 가슴 아랫부분과 배를 의사 손톱으로 긁었을 때 고양이 발톱으로 할퀸 것처럼 붉은 자국이 선명하고 오래 남는지를 보는 것. 오래 남으면 묘기증(描記證)이라 부른다. 찰과반응이 나타나면 몸에 번(煩)이 있는 것으로 간주한다. 일종의 화병이다.

** 복명음(腹鳴音): 배가 꾸르륵거리는 증상. 복명과 장명을 구분하는데, 복명은 상복부 소화기의 문제이고 장명은 대개 대장 부위의 염증 소견이 많다. 복명음이 심하면 반하, 후박 등의 약물로 치료한다.

기 증상과 흉격부 증상을 감안해서 반하사심탕을 선택하고 15일분을 처방했다. 꾸준한 치료와 더불어 환자 스스로 일상에서 자신과 타인에 대한 분노를 거두고 감사하는 마음으로 살아간다면 반드시 좋은 결과가 있을 거라고 말했다. 환자는 눈물을 그치고 노력해 보겠다고 답했다.

힐링은 거짓이다

맛있는 것을 먹고 좋은 풍경을 누리면 힐링된다 말하는 것은 거짓이다. 그것은 마치 3S정책처럼 일시적인 위로는 줄 수 있을지 모르지만, 우리 삶을 평화와 안녕으로 이끄는 근본적인 대책은 될 수 없다. 궁극적으로는 정치가 바뀌고 그래서 사회시스템과 제도가 바뀌어야 한다. 삶의 철학과 사회비전이 달라져야한다. 공동체는 복원되어야 하고, 지금처럼 돈만 좇아 사람을 가볍게 여기는 사회 분위기가 달라져야 한다. 그런 사회 전체의 노력이 진행되어야만 이 야만적이고 고통스러운 병증의 시대, 만인이 만인을 향해 투쟁하는 야만의 시간이 지나갈 것이다.

앞에서 말한 암 환자의 경우, 갑상선암이라는 불행한 병은 수술과 항암요법 등으로 벗어날 수 있었다. 하지만 치료

과정 중에 약해진 몸과 마음을 추스르고 건강한 몸이 되는 것은 환자의 생각을 바꿔야만 가능하다. 그 환자가 계속해서 자기를 책망하고 화를 내고 있다면, 상황은 악화될 것이다. 반대로 감사하고 고마운 마음으로 좋은 습관을 유지하고 과로를 삼가면서 적절한 치료를 받는다면, 건강의 크기와 폭은 커지고 깊어질 것이다. 가짜 힐링에 속지 않는 게 중요하다. 비싼 건강식품을 먹고 있으니 괜찮을 거라고 믿어버리거나, 검사 결과가 괜찮으니까 안심하지 말기 바란다. 건강은 잃기 쉽고 되찾기 힘든 귀중한 자산이다. 힘껏 지키고 단단히 보호해야 한다.

치료할 수 없는 여섯 가지 경우(六不治)

의사를 믿지 못하면 불치다

육불치는 전설의 명의 편작이 한 말로 전해진다.* 2000년 전의 말씀이지만 지금도 참고할 부분이 많아서 소개한다. 병치료는 먼저 정확한 진단이 필수다. 어떤 병에 걸렸는지도 모르면서 병을 치료할 수 없다. 하지만 우리는 종종 잘못된 내용을 진실로 믿고, 의사 조언을 따르지 않는 경우가 많다. 병은 환자 스스로 낫는 거란 말을 여러 번 했지만, 중한 병이라면 의사 도움 없이 혼자 나을 수 없다. 혹시 내가 아래 여섯 가지 경우에 해당하는 것은 아닌지 함께 살펴보자.

---

* 사마천의 《사기》 편작열전에 나온다.

첫째, 교만하고 방자하여 이치를 따르지 않는 환자*다. 쉽게 말해서 내 병은 내가 안다고 주장하는 사람인데, 이런 환자가 뜻밖에 많다. 대개 대학교수나 큰 교회 담임목사, 고관대작을 지낸 분처럼 힘 있는 분들이다. 자연요법을 지나치게 믿는 분들도 포함된다. 사사건건 의사 말을 가로채고 고집을 부리면서 자기가 옳다고 우긴다. 의사가 환자를 내칠수는 없는 법이지만, 이런 환자는 정말 고치기 어렵다. 당신같은 돌팔이 의사에겐 치료받지 못하겠다고 진료실 문을 박차고 나가면 의사는 만세를 부른다.

의사에게 설명을 요구하고, 최종적으로 치료법을 선택하는 것은 환자의 권리다. 하지만 의사와 치료를 놓고 밀당을하는 건 교만이다. 환자는 치료의 한 주체로서 적극적으로 참여해야 한다. 하지만 오해하지 말길. 내 몸의 건강은 내가회복한다는 마음가짐을 갖는 것이 치료에 주체로서 참여하는 것이다. 나을 수 있다는 긍정적인 마음으로 의사 말을 주의 깊게 듣고 충실하게 따르는 게 적극적인 참여지, 의사에게 이래라저래라 하는 게 아니다. "침 좀 아프지 않게 놔주

---

* 驕恣不論於理, 一不治也.

세요."는 애교지만, "장침과 약침을 어디에다 놔주세요."라고 말하는 것은 진료방해다. 믿기지 않겠지만 이런 요구를 태연하게 하는 분들이 가끔 나타난다. 환자가 적극적으로 의사 진료를 반복해서 방해한다면 치료가 될 리 없겠다.

주치의를 선택하는 것은 신중해야 한다. 중한 병일수록 중복해서 확인할 것을 권한다. 하지만 일단 내 몸을 맡겼으면 의사가 하자는 대로 충직하게 따르는 환자가 쉽게 낫는다. 의사가 환자를 진지하게 대하도록 만드는 환자는 훌륭한 환자지만, 골치 아픈 사람이라고 여기면 나쁜 환자다. 흔히 말을 물가에 데려갈 수는 있어도 마시게 할 수는 없다고 말하는데, 이 물은 안 마시겠다거나, 저 물이 좋아 보이니 저 물만 마시겠다거나, 아예 물가에 가는 것 자체를 거부한다면 병이 나을 리 없다. 그래서 의사 병 고치는 게 어렵다. 자기도 전문가니까 자꾸 참견하고 싶어진다. 그래서 제 병 고치는 의사가 제일가는 명의고, 제 가족 고치는 의사가 두 번째로 명의란 말이 나왔다. 의사가 병들면 고치기 참 어렵다.

또 다른 불치 환자들

두 번째는 자기 몸은 가볍게 여기고 오히려 재물이 더 귀하다고 믿는 사람도 고칠 수 없다.* 치료에는 비용이 따른다. 사실 중한 병이 든 환자가 한의원에 와서 나를 고쳐달라고 하는 경우가 많지 않은 요즘이다. 환자의 바람도 가벼운 것일 때가 많다. 암 환자라면 왕뜸요법을 받고 싶어 오는 정도이다. 개중에는 침을 맞는 것도 부담스러워 하는 분도 계시다. 이런 경우에는 비용 문제가 따를 이유가 없다.

하지만 심한 불면증이나 우울증, 공황장애 등으로 양약을 장복했는데, 부작용도 심하고 해서 양약도 끊고 병도 고치고 싶은 분들도 가끔 내원한다. 그런 분들의 건강 상태가 좋을 수가 없다. 기력이 없고 피가 모자라 체력은 바닥이고, 맥도 너무 약해서 겨우 겨우 잡히는 분들이 많다. 이런 경우는 한약을 쓰지 않고 좋아질 수 없다. 그런데 그냥 침이나 뜸만으로 치료해달라면 그건 병에서 낫기 어렵다. 되겠는가? 병과의 전투에서 한의사가 쓸 수 있는 치료방법은 몇 가지 안 된다. 그 중에서 한두 가지만 가지고 병을 낫게 해달라면 기

---

* 輕身重財, 二不治也

적을 바라는 것과 마찬가지다. 치료할 수 없다.

셋째, 옷 입고 밥 먹고 하는 일상생활이 적절하지 못한 사람도 고칠 수 없다.* 보충하자면 의복은 추위를 견딜 정도면 적당하고, 먹는 것은 배고프지 않을 정도면 그쳐야 한다. 조금 춥다고 옷을 있는 대로 껴입고, 배가 이미 부른데도 끊임없이 먹어대는 사람을 고치기란 정말 어려운 일이다. 쉬어야 하는데 일하고, 운동해야 하는데 그냥 누워만 있는 사람이 나을 리도 없다. 적절한 생활 습관을 유지하는 것이 건강의 기본이다.

넷째 음양의 평형이 깨져서 오장의 기가 안정되지 않는 사람은 고칠 수 없다.** 한의학은 음양론과 오행론으로 우주를 설명한다. 여기에서 음양은 우주의 근본 원리이고, 오행은 우주의 운동방식이라고 보면 좋다. 음과 양이 서로 균형을 유지하면서 교류하고 길항하면 우리 몸은 건강하지만, 그 균형이 깨져서 음양의 평형상태가 치우치면 병이 된다. 나아가 오장육부의 기능이 견딜 수 있는 범위 이상으로 망

---

* 衣食不能適, 三不治也
** 陰陽幷藏 氣不定, 四不治也

가져 있으면 치료할 수 없다는 말이다.

다섯째, 몸이 극도로 쇠약해져서 약을 받아들일 수 없으면 치료할 수 없다.* 약은 일정한 혈중농도를 유지해야 한다. 규칙적으로 복용해야 치료가 가능해지는데, 소화기가 너무 약해서 약을 먹기만 하면 토해버린다면 무슨 수로 병을 고치겠는가. 그래서 70세 이상 노인이 암에 걸려 수술했는데, 정작 수술은 잘 됐다는데 그만 환자는 돌아가시는 일이 생긴다. 수술과 항암치료 등으로 원기가 완전히 소모되면, 비록 수술은 잘 됐을지 몰라도 환자는 숨을 거둘 수밖에 없다. 나는 어르신들에게 보약을 지어드리고 싶은 착한 자식에게 말한다. 녹용이 들어가는 비싼 보약이 꼭 좋은 게 아니라고. 녹용이 든 보약은 대개 역가(力價)가 높고 소화가 어려운 경우가 많다. 그저 소화 잘 시킬 수 있는 평범한 약을 한 번 더 드시는 게 좋을 수도 있다.

마지막으로 무당 말만 믿고 의사를 믿지 못하는 환자**이다. 하다못해 한 철 입을 옷 한 벌을 사더라도 여기저기 다녀

---

* 形羸不能服藥, 伍不治也
** 信巫不信醫, 六不治也

보고 입어보고 사는데, 왜 건강과 직결되는 먹을거리나 운동은 누구 말만 믿고 막무가내로 따라하는 걸까? 특히 티브이나 신문에 나왔다고 하면 그 믿음은 거의 신념이 된다. 분명히 말하지만 이 세상에 만병통치약은 없다. 건강에 관한 의사보다 더 많이 알고 있는 사람은 없다. 주치의 말을 가장 우선적으로 그리고 최종적으로 듣는 게 당신의 건강을 지키는 가장 좋은 방법이다. 꼭 굿하고 칼춤 춰야 무당이 아니다. 의사도 아니면서 당신에게 이래라 저래라 지나치게 권하는 모든 사람이 무당인줄 알면 된다.

내 몸에 적당한 관심을

자기 몸에 너무 무관심해도 문제고, 지나쳐서 건강염려증에 빠져도 문제다. 무관심한 경우가 뜻밖에 많다. 가끔 건강보험에서 2년마다 시행하는 건강검진을 받지 않는 것을 자랑처럼 말하는 분을 볼 수 있는데, 정말 어리석은 행위니까 당장 가서 검사 받기 바란다. 특히 중년남자 중에 검사를 꺼리는 분이 많은데, 검사 받아도 큰 병 안 나오는 경우가 훨씬 많으니까 어서 예약하고 검사 받으시라. 특히 술 자주 마시고 고기 많이 먹는 분들은 대장내시경도 꼭 해야 한다. 성인남성의 경우 대장암이 위암을 제치고 발생률 1위가 됐다. 술

꾼이라면 대장암 검사를 정기적으로 받으셔야 한다. 조기에만 발견하면 완치될 비율이 95퍼센트를 넘는다. 앞에서 암은 차가워져서 생기는 병이라고 말했는데, 대장은 금(金)에 속한다. 오행 중에 금은 물(水) 다음으로 차갑고, 대장의 기능이 수분 재흡수이기 때문에 체온도 낮은 부위다. 한의학적으로 살펴봐도 암 발생률이 높을 수밖에 없는 부위다.

건강염려증도 많다. 오늘 들은 이야기다. 70세 남자분인데, 건강염려증이 심해서 온갖 검사를 다 받으시더니, 기어이 전립선암을 발견했다. 비싼 병원이 좋은 병원이란 믿음도 있는 분이라, 우리나라에서 가장 비싸다고 소문난 병원에서 온갖 검사를 다한 끝에 나온 결과다. 병원에선 다짜고짜 개복술도, 로봇수술도 아닌 양성자 요법 30회를 하자고 했단다. 회당 200만 원짜리 시술이다.

보통 전립선암 환자의 70퍼센트는 수술이 필요 없다는 연구 결과가 있다. 전립선암 초기에 수술 받은 환자들이 수술을 받지 않았던 암 환자에 비해 더 오래 산 것도 아니란 연구도 나와 있다. 전립선암을 조기에 발견한다는 PSA검사는 1990년대 중반에 도입되었다. 그 검사 이전에도 90세까지

산 남자는 누구나 전립선암 환자였고, 살아생전에는 아무런 문제도 일으키지 않았다. 남자 전립선은 나이가 들면 누구나 할 것 없이 말썽을 부린다. 보통 배뇨가 시원하게 되지 않는 증상이 대부분인데, 전립선암이라고 겁을 줘서 초기에 잘라내는 수술, 그거 꼭 받아야 할까? 주변에 비뇨기과 전문의가 계시면 꼭 물어보시기 바란다. 뭐든지 적당해야 한다. 건강에 대한 관심도 적당한 게 최고다.

여름엔 오미자청

어머님의 동태찌개

방금 먹은 동태찌개가 입안을 감친다. 요즘 잇몸병이 나서
수저를 놓자마자 칫솔질을 해 헹궈냈는데도, 그 부드럽고
눅진한 국물 맛이 좋은 벗과 헤어질 때처럼 뒤끝을 남기는
중이다. 베링해 또는 오호츠크 해의 가파른 대륙사면 기슭
에서 무리지어 유유히 유영하다, 느닷없이 끌어올려져 원양
어선 냉동고가 내뿜는 영하 40도의 냉기에 숨이 떨어졌을
명태 반 토막에 두부와 대파, 고춧가루에 무와 느타리버섯
을 넉넉히 넣고 끓인 동태찌개 몇 수저가 이 점심 무렵을 행
복하게 만든다.

좋은 음식은 대개 과거를 불러내는 마법의 주문이다. 사

람은 결코 몸을 벗어나는 어떤 형이상학적 존재물이 아니다. 내 이성이 명령하는 당위보다 내 입이 기억하는 과거는 얼마나 선연한가. 앞으로 해야 할 일보다 과거를 더 자주 돌아보는 글쓰기가 다소 퇴행적이라 여겨지지만, 아무튼 지금 내 눈에는 어린 나와 형제들이 옹기종기 모여 앉은 밥상머리에 어머님이 들고 오신 커다란 양은냄비에 담긴 동태찌개가 보인다.

50년 전이라면 이 염천에 동태찌개를 먹는다는 게 언감생심이었지만, 지금은 냉동차가 지천이라 언제나 먹을 수 있다. 그때나 지금이나 동태는 제일 싼 생선 중 하나다. 집집마다 너나없이 먹던 음식이고 그런 동태찌개를 두고 진미라고 한다면 허풍이겠지. 그렇지만 무를 쏭덩쏭덩 썰어 넣고 고춧가루를 듬뿍 뿌려 칼칼한 국물을 떠먹고 자칫 서툰 젓가락질로 집으면 살이 부스러지기도 하던 동태 살을 씹는 그 맛은 분명 서민의 밥도둑이었다.

자식이 여섯이나 됐으므로 제 아무리 싼 동태찌개일망정 어머님은 매양 동태 대가리만 깨물고 계시기 일쑤였는데, 머리 굵은 자식들이 이것 좀 잡수라고 수저에 놔드리면, "어두육미라더라. 엄마는 이게 좋으니 너희나 많이 먹어라" 하셨다. 진짜로 엄마는 생선 대가리를 좋아한다고 자식은 믿었다. 어렵게 고시 합격해서 동해안 어디 군수로 나간 자식이 동태 대가리만 골라 가마니 째로 보냈다. 동네잔치 한다고 모였던 사람들한테 엄마가 몹시 우세스러웠다던 우스개를 하며 소녀처럼 웃기도 하셨는데, 어쩌면 키워준 은공 잊지 않고 동태 대가리나마 가마니로 보낸 그 아들이 효자였는지도 모른다.

맛과 문화

아내 음식이 맛있다는 최고의 칭찬이 엄마가 해주신 맛과 똑같다라든가? 당연히 그럴 것이다. 오감 중에서 가장 오래 가고 가장 완고한 감각이 바로 미각이니까. 실제로 한 번 먹어 본 맛은 다른 감각과 달리 쉽게 잊히지 않는다. 파티에서 처음 만난 사람과 이야기를 나눌 때, 날씨 이야기보다 음식 이야기를 하는 것이 화제도 더 풍부해지고 친해질 확률이 높다고 한다. 맛에 대한 감각은 개인마다 차이가 있는데, 음식을 만들고 먹는 행위는 다른 감각과는 달리 어딘가 문화적인 구석이 있다. 이야기가 잘 풀릴 가능성이 높다.

　'나인 하프 위크'란 영화가 있다. 미키 루크와 킴 베이싱어가 주연한 에로물인데, 영화 중간쯤 베이싱어 누드에 아이스크림이며 과일 슬라이스 등을 얹어 놓고 먹는 장면이 나온다. 그 당시 아직 학생이었던 나는 굉장히 큰 충격을 받았다. 중간에 관람을 포기하고 자리에서 일어날 정도의 충격이었다. 추잡스러운 영화내용에 분개해서 관람을 거부한 게 아니었다. 그냥 욕지기가 치밀어서 나올 수밖에 없었고, 욕지기가 치솟은 까닭은 도덕적인 이유가 분명하지만, 성도덕과 관계있는 것은 아니었다. 아마도 식사 중에 밥알을 흘리면 주워 먹어야 한다고 교육받은 탓이 크지 않을까 싶다. 그런데 음식을 발가벗은 몸에 올려놓다니, 그걸 탐욕스럽게 먹다니, 분개하지 않을 수가 없었다.

나는 지금도 식탁에 흘린 밥알을 곧잘 주워 먹는데, 어떤 때는 함께 식사하는 사람들이 그런 나를 빤히 쳐다본다. 아마 더럽다는 느낌을 받아서 그럴 것이다. 어른들께서 그렇게 하는 거라고 가르친 결과에다, 내 위선적인 절약정신을 드러내는 일인지라, 자제가 잘 안 된다. 이 경험은 맛이라기보다는 음식과 문화에 대한 일례겠지만, 아무튼 먹는 것을 신성시해 온 문화가 분명히 있었다. 그런 신성한 먹을거리를 몸에 바르고 섹스 보조용품 정도로 활용하던 영화를 끝까지 보지 못하고 일어서 나온 것은 물론 내 감각이 촌스럽기 때문이었겠지만, 일종의 문화 충격이기도 했다. 나는 그 당시 실제로 아이스크림의 단맛이 입안에 확 퍼지면서 속이 메스꺼렸는데, 이 글을 쓰고 있자니 다시 그 때 기억이 되살아나며 속이 울렁거린다.

입맛이 없으면 오미자청

여름이라 통 입맛이 없다는 분들이 또는 아이가 밥을 잘 먹지 않아서 걱정이라는 어머니들이 더러 한의원에 오신다. 한의학에선 구미부진이라 부르는데, 대개는 더위를 타거나 지나치게 에어컨을 오래 튼 데다 운동을 하지 않아서 생기는 문제이기 쉽다. 열은 발산시킨다. 따라서 더운 여름에는 우리 몸에 필수적인 정기나 진액 등이 몸 밖으로 빠져나가기가 쉬운 것이다. 따라서 신맛으로 약간 거둬들이는 것이 좋다. 신맛은 수렴시키는 기능이 있는데, 잘 알려진 대로 나폴레옹이 알프스를 넘으면서 탈진한 병사들에게 저 너머엔 레몬 밭이 있다고 허풍을 쳐서 입안에 침이 돌게 했다고 한다. 침이 돈다는 행위는 신맛이 수렴시킨 결과다.

  여름에 체질적으로 땀이 많거나 바깥에서 일하기 때문에

더위에 지친 사람들에게 권할만한 것이 오미자청이다. 오미자는 시고 달고 쓰고 맵고 짠 다섯 가지 맛이 다 들어 있는 씨앗이라 해서 붙여진 이름인데, 실제로는 신맛이 가장 강하다. 얼마나 강하냐면 한약 중에 오미자가 많이 들어간 약은 너무 시어서 마시기가 거북할 정도다.

만드는 방법은 시장에서 오미자를 사서 흐르는 물에 헹궈 불순물이나 농약 등을 씻어낸 뒤에 맑은 물에 담아 두기만 하면 된다. 보통 24시간이면 적당한데 사람에 따라 개인차가 있으니 본인 입맛에 맞게 시간을 조절한다. 48시간 이상 두면 신맛이 너무 많이 우러나오게 된다. 이러면 아주 고운 붉은 물이 우러나는데, 이것은 시원하게 보관해뒀다가 바깥에서 일하고 들어오는 사람에게 꿀이나 설탕을 타서 마시게 하면 된다.

체질의학 관점에서 보자면 오미자는 태음인 약이다. 태음인이 아니거나, 신 맛을 잘 먹지 못하는 사람이라면 굳이 오미자청을 먹지 않아도 된다. 여름 타는 사람에게 한의원에서는 생맥산이란 약을 잘 지어준다. 생맥산은 맥문동, 인삼, 오미자로 이루어져 있는데 여기에 황기, 감초, 향유, 백편두 등을 같은 분량으로 섞어서 달여 두었다가 시원하게 마시면 여름을 잘 날 수 있다. 궁중에서는 오매, 단향, 사인, 초과 등을 가루 내어 꿀에 버무려 끓였다가 냉수에 타먹는 제호탕을 만들었다. 단오가 되면 임금이 신하에게 제호탕을 하사하는 전통이 있었다. 민주국가에 국왕이 따로 없으니, 내가 가족을 위해 제호탕을 만들면서 임금 행세를 해보면 어떨까.

먹는 게 바로 당신이다

아프면 뭐 먹어요?

오랜 약식동원*의 전통 때문인지 이런 질문을 자주 받는다.
허리가 아픈데 뭘 먹으면 좋아요? 기운이 없는데 뭘 먹으면
좋아질까요? 출산한 지 석 달 됐는데 가물치 괜찮아요? 등
등. 거의 매일 듣고 있다. 과연 우리는 어디가 아플 때 무엇
을 먹어야 할까?

어디가 아플 때 무엇을 먹어야 하나. 정답은 약을 먹어야
한다. 당연한 말이다. 음식은 완전히 다르다. 이 점을 분명히

---

* 약식동원(藥食同源): 약과 음식은 뿌리가 같다는 말. 본문에서 다시 설명하겠지만, 잘
못된 생각이다. 약과 음식은 다르다. 약은 독이고, 음식은 독이 없기 때문에 사람이 먹
을 수 있는 것이다. 먹는 것 중에 약으로 쓰기도 하는 게 일부 있다고 해서 약식동원이
란 말을 함부로 쓰면 안 된다.

하고 가자. 아프면 약을 써야지, 왜 음식으로 치료하려고 하실까. 아주 쉽게 말하면 약은 독이다. 그 독한 성질을 이용해서 병독*을 밀어내는 게 약이다. 먹을거리는 독이 가장 없는 것을 취해서 먹는 것이다. 우리가 살아야 하니까 먹는 거지, 병 고치자고 먹는 게 아니다.

자연요법 하시는 분 중에 더러 음식으로 못 고치면 약으로도 못 고친다는 말을 믿는 분이 계시는데, 큰일 날 소리다. 약재와 음식 재료는 다르다. 약 중에 먹을거리로도 쓰이는 게 몇 가지 있다고 해서 음식이 병을 고친다고 믿으면 안 된다. 무슨 효소나 발효액, 목초액, 풍욕, 냉온욕, 단식 등은 모두 건강에 도움을 준다. 하지만 그 자체로 병이 치료되는 게 아니다. 인간의 자연치유 능력을 극대화해주기 때문에 병이 호전되는 것인데, 그것이 마치 병을 고치는 거라고 오해하시면 안 된다. 병은 약으로 치료하는 것이 분명하니 오해 없으시길 바란다. 반대로 약 쓰는 중에 음식을 삼가야 한다는 것도 큰 근거가 없다. 한약 먹을 때 돼지고기나 닭고기, 밀가루 음식을 먹지 말라는 것은 소화가 잘 되지 않는 기름진 음

---

* 병독(病毒): 병은 외부에서 들어온 독이나 내부에 쌓인 독이 병을 만든다.

식을 주의하라는 정도지, 그것이 어떤 학문적 근거가 있는 것은 아니다. 다만 눈병이 있을 때 닭고기나 튀김 종류는 피하는 게 좋다. 확실히 나빠진다.

아시는 대로 한약 약재 중에는 식용으로 쓰는 게 더러 있다. 널리 알려진 것으로는 생강과 대추*가 있고, 계피나 황기 역시 식재료로 쓰인다. 인삼도 역시 식용과 약용 둘 다 쓰인다. 이런 것 말고도 느릅나무나 당귀나 기타 많은 한약재를 식용이나 건강기능식품으로 활용하고자 하는 움직임이 많다. 모두 다 조금씩 효과가 있겠지만, 그것으로 병을 고칠 순 없다. 약은 약이고 먹을거리는 먹을거리다. 그 차이를 분명히 알아주시기 바란다.

몸이 원하는 걸 먹자

그렇다면 병을 고치자는 게 아니라 일상에서 우리는 어떻게 먹어야 하나. 어떻게 먹는 게 건강한 식단일까. 간단하다. 몸이 원하는 걸 먹어야 한다. 입이 원하는 게 아니다. 내 몸이

---

* 대추(大棗): 대추는 약대추라고 해서 아라비아 산 대추가 진짜 약으로 쓰는 대추인데, 현재 약용으론 수입이 안 된다. 먹어보면 국산 대추와 비교할 수 없을 정도로 단맛이 강하다.

간절히 원하는 것, 바로 그것을 먹어야 한다.

오늘 저녁에 꼭 삼겹살에 소주 한 잔을 해야겠거든 그렇게 하라. 하지만 이런 식단을 사흘돌이로 반복한다면, 당신은 몸이 원하는 걸 먹는 게 아니라, 입이 원하는 걸 먹고 있는 것이다. 입은 단순하다. 달고 맛있고 기름진 것을 먹기 원한다. 그것은 험하게 말하자면 죽는 길이다. 입이 아니라 당신의 오장육부가 원하는 게 무엇인지 섬세히 살필 줄 알아야 한다. 그것은 사실 매우 쉽다. 어머님이 차려주던 그 밥상대로 먹으면 된다.

한식이 영양학적으로 매우 우수한 식단이라고 한다. 솔직히 자세한 건 모르겠지만, 한식이 몸에 좋은 건 분명하다. 외국인, 특히 미국과 캐나다 등에서 온 사람들의 여러 가지 증상이 단순히 한국에 살면서 한식을 먹는 것만으로 호전되는 일이 많다. 그리고 그들이 모국으로 돌아가면 병이 재발하곤 한다. 고기와 설탕으로 범벅된 패스트푸드는 누가 뭐라고 해도 건강에 나쁘다. 마찬가지로 매일 저녁 술을 마시고 고기를 먹으면서 건강하게 살기를 바란다면, 그건 4대강으로 녹조가 치료됐다고 하는 것만큼이나 미친 소리다. 그런 환자가 오면 나는 대황, 망초, 감수 같은 약으로 뱃속에 쌓인 독을 일거에 쓸어버리는 처방을 즐겨 쓴다. 그들이 뱃속에 쌓아가지고 오는 것은 독이지, 영양분이 아니다.

몸이 원하는 것과 입이 원하는 것을 바로 구분하기는 어렵다. 하지만 당신이 술과 기름진 음식을 멀리 하고 자연에서 나온 식재료로 소박한 밥상을 즐겨 먹다 보면 오늘은 갈치조림을 먹고 싶은데? 오늘은 아욱국이 당기네, 내일 참나물이랑 비름나물 좀 무쳐주세요, 하게 될 것이다. 그런 반찬과 함께 소박하나 즐겁게 먹으면 그게 바로 건강한 밥상이다.

편식도 괜찮다

두 번째로 편식을 겁내지 마라. 우리 어머니들은 가정과 가사 시간에 영양학의 세례를 너무 많이 받으셨다. 그래서 영양소를 골고루 섭취해야 한다고 철썩 같이 믿고 있다. 그래서 우유, 그래서 채소, 그래서 과일, 그래서 콩과 버섯과 김치를 먹이려고 하는데, 애들은 죽자고 안 먹는다. 나는 다시 묻겠다. 어머님들, 어려서 김치 잘 드셨어요? 콩자반 좋아했어요? 멸치볶음 한 접시씩 드셨어요? 왜 자기도 안 먹은 걸 아이들에게 먹이려고 드는가.

사람은 만으로 24세까지 성장한다. 낮춰 잡아도 고등학교까지는 키가 자라는 성장기다. 성장기 학생들에게 가장 중요한 영양소는 단백질이다. 고기 많이 먹여도 된다. 매일 고기반찬 해줘라. 단, 아이들이 된장국도 맛보고 여러 가지 나물도 먹어볼 수 있게 차려 줘야 한다. 어려서 먹어 봤어야 나중에 어른 되어서도 먹는다. 물론 먹으라고 강요는 하지 마시고.

그리고 가끔은 좋은 공연을 데리고 가듯, 격식을 갖춘 음식점에 데려가서 맛있는 것을 사주면 좋다. 맛은 패션과 같다. 경험하고 체험해봐야 감각이 길러진다. 배달 음식 이상을 먹어보지 못하고 큰 아이는 맛에 대해 경험하지 못한 것이나 마찬가지다. 물론 이런 걸 할 수 없는 가난한 가정의 아동에겐 매우 미안한 말이다. 학교 급식이 좋아져야 할 까닭이다.

나는 요즘 나물이 고기반찬보다 맛있고, 잘 끓인 된장국이 소고깃국보다 맛나다. 갈비찜을 뜯느니 버섯요리가 더 당기고, 배불러 죽는 포만감보다는 적당히 물릴 줄 아는 건강한 느낌을 더 좋아한다. 물론 아직 멀었다. 필자는 일 년에 두 번씩 정기적으로 단식하는데, 단식이 즐거울 리는 없지만, 먹는 것을 끊는다는 게 주는 묘한 해방감이 있다. 단식하면 위장 사이즈가 줄어서 조금만 먹어도 포만감이 느껴진다. 세계 어느 곳이건 장수마을의 특징은 두 가지다. 소식과 규칙적인 노동. 하나를 더 하면 춤과 노래를 즐기고 자기 삶에 만족하면서 사는 것이다. 아무튼, 아이건 어른이건 편식한다고 걱정할 필요 없다. 입이 원해서 습관적으로 먹는 게 아니라면, 걱정 말고 고기반찬 많이 해줘도 좋다.

하지만 라면, 피자, 치킨, 아이스크림, 과자와 같은 걸 입에 달고 사는 건 편식이 아니라 독식(毒食)이다. 죽으려고 먹는 것이니 그런 건 멀리해야 한다. 옛날에는 아무리 부잣집이라고 해도 아이에겐 단것을 주지 않았다. 단 게 뭔가. 어린아이는 기가 살아야 한다고 한겨울에도 찬물로 머리를 감도록 시켰다. 엿이나 조청, 꿀과 같은 단것은 나이 많은 할아버지 할머니들이 주로 드셨다. 무엇을 먹어도 입맛이 없다고 하고, 늘 입이 쓰디쓰다고 하는 어르신들이 단것을 다락에 감춰두고 조금씩 떠서 드셨다. 단맛은 아이가 먹을 수 있는 게 아니었다. 이런 걸 모르는 조부모들이 손주 손녀에게 사탕이나 과자를 노다지 사주는 것은 아이 입맛을 나쁘게 할 뿐만 아니라 성질도 나빠지게 하는 것이다. 하지 말아야 한다.

밀, 보리, 메밀

참고로 밀가루 음식에 대해 잠깐 언급하고 가자. 한의학에서 밀은 소맥(小麥)이라 하고, 메밀은 교맥(蕎麥)이라 부르며, 보리가 대맥(大麥)이다. 여기서 밀과 메밀, 보리의 성질이 따뜻한가 서늘한가는 학자에 따라 의견이 갈린다. 대체로 서늘한 성질이라고 본다.* 그런데 껍질을 까서 가루로 만들면 확실히 성질이 뜨거워진다. 《동의보감》에 보면 보리 종류를 가루 내어 면이나 빵을 만들면 기가 뭉치게 된다고 설명한다. 따라서 면류를 상복하는 분들은 소화 장애가 생기기 쉽다. 대체로 떡이나 빵처럼 가루로 만든 음식은 소화가 잘 안된다.

  고구려 사람들이 하도 중국에 쳐들어와서 괴롭히니까 이거나 먹고 바보가 되라고 알려준 게 냉면이라고 한다. 메밀

---

* 우리가 먹는 모든 것은 차갑거나, 서늘하거나, 보통이거나, 따뜻하거나, 뜨거운(寒涼平溫熱) 다섯 가지 성질로 나누어진다. 이것을 성(性)이라 하고 시고, 쓰고, 달고, 맵고, 짠(酸苦甘辛鹹) 다섯 가지 맛을 미(味)라고 부른다. 성미(性味)는 우리가 먹는 것의 근본적인 본성이기 때문에 요리해서 식혔다고 뜨거운 성질이 차가워지지 않고, 차가운 것을 끓이거나 튀겼다고 더운 성질로 바뀌지 않는다. 다만 크게 뜨거운 게 약간 뜨거워지거나, 아주 차가운 게 조금 서늘해지는 정도 효과를 볼 수는 있다.

을 가루 내어 면으로 뽑은 게 냉면이니까 몹시 뜨거운 성질이다. 머리는 열 받으면 병이 난다. 뜨거운 성질인 음식을 많이 먹으면 바보가 될 수도 있겠다. 그런데 냉면을 먹더니 더 힘이 나서 중국에 더 쳐들어오더란다. 도대체 무슨 조화인가 싶어서 분석해보니 고구려 사람들은 냉면에 무를 넣어서 먹었다는 것이다. 지금도 중국 냉면에는 무가 안 들어가는데, 무는 차가운 먹을거리의 대표격이다. 약으로 쓸 만큼 차갑다. 머리가 뜨거워져서 생기는 증상 중에 코피가 있다. 한의학에서는 육혈(衄血)이라 부르는데, 육혈을 치료하는 한약을 다 달이고 마지막에 한 숟가락 넣는 게 무즙이다. 메밀이 뜨거우니 무랑 같이 먹는다. 이런 게 바로 음식 궁합이다. 한민족은 음식 궁합을 맞추는데 세계 최고다.

라면이 건강식품이고 된장은 독이라고 주장한 독성학 전공 교수가 있었는데, 한의학 관점으로 보자면 말도 안 되는 소리다. 밀가루도 성질이 뜨거운데 그걸 면으로 뽑아서 기름에 튀긴 게 라면이다. 뜨거운 데에 뜨거운 성질을 더했으니 라면은 몹시 뜨거운 식품이 분명하다. 거기에 단맛이 강하니 열덩어리인 아이가 만날 라면을 먹으면 반드시 머리가 뜨거워지고 소화기관은 나빠진다. 라면이 건강식품이란 주장은 그야말로 터무니없는 소리다.

아이는 달게 먹으면 안 된다

단맛은 부드럽게 하고 완화하는 맛이며 행복하게 느끼게 해주는 맛이다. 우리가 정식을 먹으면 마지막으로 단 게 나온다. 한식이면 수정과, 중식이면 마탕, 양식이면 아이스크림. 다 단맛이다. 단맛은 배부르다고 느끼는 포만중추를 자극하고, 단맛을 먹음으로써 코스가 완성되는 것이다. 배고플 때 설탕물 한 대접을 마셔보라. 밥맛이 있는가. 그러니 단맛을 어린아이가 좋아하게 하면 그건 인생의 마지막에 가서야 즐길 수 있는 맛을 미리 선행학습 시키는 것이다. 아이들이 튼튼하고 기가 펄펄 살아 있어야 하는데, 단맛 즐겨 먹는 아이들은 그렇지 못하다. 조금만 어려워도 주저앉고 만다. 아이들에겐 마땅히 쓰고, 시고, 맵고, 짜고, 담담한 맛을 가르친 뒤에 비로소 아주 가끔 단맛을 먹여줘야 한다. 어른과 아이가 식당에 가서 아이들 입맛에 맞는 것만 시키는 부모들은 반성하셔야 한다. 아이를 살리는 게 아니라 잡는 것이다.

그리고 무엇이든 한 가지만 먹는 것은 좋지 않다. 영양학적으로도 나쁘고 성질 나빠진다. 즐기되 절제할 줄 알아야 한다. 과일이 몸에 좋다고 만날 과일만 먹으면 사람이 근기가 없어져 못쓴다. 다른 사람들이 다 좋다고 해도 내가 먹어봐서 몸에 안 좋으면 먹지 마라. 골고루 먹으란 말은 이때 써야 비로소 맞는 소리가 된다. 가급적 제철음식을 골고루 조금씩 오래 씹어 먹으면 누구나 장수할 수 있다.

그리고 말이 나온 김에 광고하자면, 비타민 제제에서부터 홍삼까지 건강기능식품 시장이 1조 원을 넘어선 지 오래다. 한의사 처지에서 보면 몹시 씁쓸한 게 사실이다. 보약에만 매달려서 스스로 변화를 꾀하지 않은 원죄가 있음을 고백한다. 그런데 한의사니까 그렇게 생각하는 것이겠으나, 건강기능식품 보다는 동네 한의원에 가서 몸에 맞는 한약을 일년에 두 번씩 맞춤으로 드시라고 권하고 싶다. 비슷한 비용으로 훨씬 더 우수한 효과를 볼 수 있다. 한의사가 정관장이나 화애락 만드는 한국인삼공사보다 자본에서는 밀리겠지만, 전문 한의사가 처방한 한약이 건강기능식품보다는 훨씬 낫다고 자부한다. 심지어 비용도 비슷하다.

브리야 사바랭이란 프랑스 법관이자 미식가는 유명한 말을 남겼다.

"당신이 무엇을 먹는지 말해 달라. 그러면 당신이 누구인지 알려주겠다."

결국 사람은 자기가 먹는 것을 통해 완성된다. 먹는 것에 신경을 쓰고, 내 몸이 원하는 것을 먹으려고 노력하는 것은 매우 중요한 건강 비법이다.

체질별 걸음걸이

걷기의 즐거움

아침 출근길에 맑은 표정으로 힘차게 걷는 사람을 보면 즐거워진다. 열의를 갖고 자기 일에 최선을 다하겠다는 프로의 자세가 저러하리라. 씩씩하고 활기차게 걷는 사람을 보면 괜히 그 이의 됨됨이에게까지 믿음이 간다.

노을이 지는 공원길에서 사색에 잠겨 천천히 걷고 있는 노신사를 만나는 일도 즐겁다. 묵묵히 자기 일을 감당해온 이의 연륜과 무게가 그의 느린 걸음걸이에서 느껴진다. 천천히 지팡이를 짚어가며 한 발씩 앞으로 떼놓는 작은 걸음마다 기억과 회상과 기쁨과 고통이 담겨 있는 것만 같다.

이제 막 돌이 지난 아이의 걸음걸이는 또 어떤가. 위험을 무릅쓰고 미지의 세계로 떼어놓는 그 걸음이야말로 앞으로 그 아기가 살아나갈 가장 큰 자신감의 시작이라 불러도 좋다. 한 손으로 꽉 움켜잡고 있는 보행기 또는 책상 다리를 놓고 자기 두 다리만으로 처음 떼어놓는 그 걸음은 일종의 독립선언이다. 이젠 본격적으로 말썽을 피울 테니 위험한 물건은 치워주세요, 라고 말하는 것이기도 하고.

걷는 것은 아주 쉽다. 그저 몸을 일으켜 세워 앞으로 발을 교대로 내딛으면 그만이다. 걸으면 경추 1번 아틀라스에서 꼬리뼈까지 기분 좋은 긴장이 흐른다. 척추 기립근에 힘을 넣고 가슴을 쫙 편 뒤에 팔을 앞뒤로 자연스럽게 흔들면서 고개를 든다. 중둔근 대둔근이 좌우로 씰룩이며(걸을 때 여자만 엉덩이가 흔들리는 것은 아니다. 남자의 엉덩이 근육이 좀 더 날씬하고 위로 올라붙었기 때문에 잘 보이지는 않지만, 남자들도 마찬가지다) 양 발을 교대로 내딛는 이 직립보행이 얼마나 소중한지 우리는 가끔 잊는 것처럼 보인다.

걷는 것은 호모 사피엔스란 종족만이 할 수 있는 특별한 능력이다. 아니 두 발로 걷는 행위가 바로 호색하고 간교하며 잔인하지만 그러나 매력적인 인류란 종을 만들어냈다. 하긴 이 매력적인 종족이 지구상의 모든 고등 종을 절멸시킬 능력을 가졌고, 마침내 그 능력을 사용할지도 모르는 유일한 종족이기도 하다. 제발 인간 이성의 힘으로 또는 신의 가피를 입어서라도 그 능력만은 발휘되지 말기를. 아무튼 인류는 두발로 걷는 기술을 익힘으로써 만물의 영장으로 자리할 수 있었다. 그렇지 않았다면 빙하기에 이미 도태되어 존재 자체가 지금에 전해지지 못했으리라.

두 발로 걷게 되면서 양 손이 자유로워졌고, 그 손으로 도구를 만들어 사용하게 되면서 문명이 시작됐다. 지금부터 460만 년 전, 동부 아프리카의 어느 지역에서 대체 무슨 생각에서 시작했는지는 알 수가 없지만, 일군의 유인원 무리가 나무에서 내려와 두 발로만 걷기 시작했다. 적어도 나무 위에서는 안전을 보장받을 수도 있었다. 하지만 그들이 육상으로 내려와 두 발로 걷기를 선택하면서부터 고난은 시작됐고, 수많은 난관이 그들 위에 떨어졌다. 파충류들에게 쫓겨 다니고 힘센 포유류들에게 사냥 당했다. 하지만 이 종족은 기이하게도 번창에 번창을 거듭해서 마침내 대륙이 이동을 멈추고 지금의 구도를 갖추게 되었을 무렵에는 온 지구에 번식하기에 이르렀다. 상시적인 직립보행이야말로 유인원과 인류를 가르는 가장 중요하고 독특한 특징 중에 하나이다.

귀가 번쩍 뜨일 소식 하나. 두 발로 걸으면 두뇌가 좋아진다. 임마누엘 칸트가 골방에서 사색에만 잠겼다면, 인류는 그의 장서목록에 《순수이성비판》이란 걸작을 추가할 수 없었을 것이다. 걷는 행위는 뇌를 자극하는데, 특히 전두엽을 발전시킨다. 전두엽은 인간을 인간이게 만드는 부분이다. 이성과 추리와 연역, 언어와 감정의 일부마저도 전두엽이 관장한다. 정신병도 바로 이 전두엽 이상으로 나타난다. 전두엽은 그 중요성만큼이나 에너지 소모량도 많아서 온 몸에서 사용되는 산소 요구량의 20퍼센트를 전두엽 혼자 독차지 한다. 걷기는 바로 이 전두엽을 자극하는 행위다. 바른 자세로 걸으면 머리가 좋아진다. 물론 건강에도 좋다.

발은 제2의 심장

발은 제2의 심장이란 말을 혹시 들어보셨는지? 혈액은 매우 끈적끈적한 액체이다. 이렇게 점도가 높은 액체가 혈관이란 파이프 안을 흐르자면, 점도가 낮은 맹물이 흐르는 것에 비해 훨씬 많은 힘이 필요하다. 더구나 사람 몸에 있는 혈관을 모두 이으면 지구를 세 바퀴 감고도 남을 만큼 길다. 이렇게 먼 거리를 혈액이란 끈적끈적한 액체가 돌아다니자면 얼마나 강력한 힘이 필요할 것인가.

또한 혈액도 무게가 있으니까 당연히 중력의 영향을 받는다. 끈적하고 무거운 혈액이 순환 중에 다리 쪽으로 몰리면 대체 어떤 힘이 그 다리 쪽의 피를 중력을 이겨내고 다시 심장으로 되돌릴 것인가. 걸으면서 발바닥이 받는 압력과 걷기 위해 움직이는 근육이 다리에 쏠린 피를 심장으로 다시 올려 보내는 데 일조하게 된다. 이런 의미에서 발은 제2의 심장인 것이다.

따라서 앉거나 차타기만 좋아한다면 당신의 심장은 걷는 사람에 비해서 두 배 세 배 일을 더하게 되고, 마침내 피로해져 서버릴 지도 모른다. 안타깝지만 심장 세포는 재생이란 것이 없다. 죽어버린 심근세포만큼 다른 세포들이 더 일해야 하는 것이다. 이런 과정이 되풀이되면 마침내 심장이 더 이상 뛰지 못하는 일이 생기고, 그것이 바로 보편적으로 받아들여지는 죽음의 정의이다. 건강해지고 싶다면 걸으라.

걸으면 살고 누우면 죽는다. 누구에게나 적용되는, 건강을 지키는 금언이다.

체질별 걸음걸이

태음인은 느리고 장중하게 걷는다. 체격이 큰 사람이 많은 태음인이 머리를 좌우로 흔들어대거나 엉덩이를 나부대지 않고 천천히 걷는 모습은 보기에 좋다. 태음인을 상징하는 동물은 소. 황소가 재 넘어 사래 긴 밭을 묵묵히 가는 것처럼 태음인의 걸음걸이는 느리고 무겁다. 하지만 태음인들은 폐 기능이 약하다. 그래서 자기 몸피와 걸맞지 않게 가슴을 수 그리고 어깨를 늘어뜨리며 옹색하게 걷는 사람이 더러 있다.

게다가 태음인들은 걷는 것을 즐기지 않는다. 아니 몸을 움직이는 것 자체를 과히 좋아하지 않는다. 일요일이면 산으로 들로 놀러가기보다는 집에서 리모컨을 삿대삼아 티브이 서핑을 즐기는 편을 택하는 태음인들은 무엇보다 걸어야 한다. 당신의 무거운 엉덩이를 일으켜 세우라. 그리고 시원하게 걸으라.

뜻이 크고 속셈이 깊으며 쉽게 자기를 들어내지 않는 태음인들이여. 당신의 운세가 만사형통하고 싶다면 가슴을 펴라. 시선은 정면 사방을 보고 척추를 곧게 편 뒤 뚜벅뚜벅 걸으라. 어지간한 병들은 단지 이 하나만으로도 나을 수도 있다. 당신의 운세 또한 시원스런 걸음걸이처럼 확확 풀려나갈 것을 장담한다. 이 말은 괜히 하는 게 아니다. 사람에겐 기세라는 게 있다. 세상 만물에 기운이 있는데 만물 중에 으뜸이라는 사람에게 어찌 기운이 없겠는가. 사람의 기운은 얼굴에도 드러나지만 자세를 보면 알 수 있다. 당당하게 가슴을 쫙 펴고 허리를 곧추 세우고 자신 있는 포즈를 유지하면 운세도 좋게 바뀐다. 프로야구선수 장훈은 일본인들에게 지지 않으려고 거울 보면서 걷는 연습을 했다고 한다. 장훈 선수만 할 게 아니다. 모든 청소년에게 바르게 걷는 법을 가르쳐야 한다.

소음인들은 조심조심 예쁘게 걷는다. 남녀를 불문하고 용모 단정한 미인이 많고 피부도 깨끗한데다 재주도 많은 소음인들은 좀처럼 실수를 하지 않는다. 소양인들이라면 벌써 결론이 나도 두 번은 나올 법한 일도 소음인 손에 넘어가면 좀처럼 해결을 보기 어렵다. 치밀하고 꼼꼼한, 그래서 더러 소심하다는 평을 받기도 하는 소음인들은 기혈이 모두 부족한 사람이 많다. 그래서 걸음걸이도 조심스럽고 사뿐사뿐 예쁘게 걷는다. 체구도 비교적 작은 사람이 많다.

소음인들도 걸어야 한다. 아니 다른 어떤 운동보다 걷는 것이 좋다. 만성적으로 피곤하고 스트레스에 약하며 추위를 잘 타고 소화기가 약하기 쉬운 소음인들은, 애초에 타고 나길 기혈이 부족하게 타고 났다. 이런 사람이 건강을 생각한다고 처음부터 마라톤이며 수영을 시작하는 것은 몸에 무리가 온다. 아주 허약한 사람이라면 한 시간에 4킬로미터 정도로, 조금 힘이 있는 사람이라면 5~6킬로미터 정도 속도로 빠르게 걸으시라. 건강이 눈앞에 있다.

소음인들은 소화기가 약하다. 그래서 걸으면서 허리가 구부러지고 가뜩이나 좁은 어깨를 더욱 웅크리고 전체적인 자세가 틀어지는 경향이 있다. 역시 고개를 들고 허리를 곧추세우고 가슴을 활짝 펴고 걸으라. 호흡은 복식호흡이 좋다. 숨을 들이쉬면서 배를 부풀리고 숨을 내뱉으면서는 배가 들어가게 하라. 호흡은 최대한 길게 끊어지지 않고 가늘게 쉬는 것이 좋다. 걸음을 억지로 씩씩하게 걸으려 할 필요는 없다. 걸어서 기분 좋다는 생각을 자기암시처럼 되뇌며 바른 자세로 천천히 걷는 것만으로도 좋다. 체력이 좋아지면 그 때부터 속도를 높이시라.

활달하고 재치에 넘치는 소양인들은 잘 걷는다. 걸음걸이 가 빠르고 경쾌한 편이다. 걸으면서도 연신 좌우를 두리번 거리거나 쇼윈도에 비친 자기 모습을 잘 보는 편이다. 하지 만 조금만 오래 걸으면 쉽게 지치고 무엇이든 꾸준히 오래 해야 하는 일에는 잘 적응을 못 하는 편이다. 소양인들은 조 금 천천히 걸으면서 자세에 좀 더 많은 신경을 쓰는 것이 좋 다. 소양인들의 걸음걸이는 경쾌하지만 지나치면 촐랑거린 다든가 경망스럽다는 말을 듣기 쉽다. 걸을 때의 시선은 상 방 15도를 주시하고 지나치게 좌우를 돌아보지 말고 믿음직 스럽게 걸으시라. 지나치게 급한 성격도 바뀔 것이다.

처음에 체중을 발뒤꿈치로 받으면서 땅에 대고, 발 중앙 과 측면을 따라 체중을 옮기다가, 마지막으로 엄지발가락으 로 지면을 박차고 앞으로 나아가는 일련의 과정을 즐기시 는 게 좋다. 매사에 서두르는 걸 좋아하고 성격이 급한 소양 인들은 지금까지 내가 어떻게 걷는지도 몰랐을 가능성이 높 다. 내 신발 뒷굽이 안쪽부터 닳는지 바깥쪽부터 닳는지 살펴보고(바깥쪽부터 닳기 쉽다), 양쪽이 서로 대칭을 이루지 못한다면 당장 굽부터 바꾸시라. 바꿀 수 없다면 과감하게 버려야 한다. 대칭을 잃은 신발은 신발이 아니라 건강을 위협하는 흉기다. 이것은 모든 체질에게 공통된 사항이다.

　머리도 좋아지고 건강도 좋아지며 심지어 체형도 예뻐지는 즐겁고 유쾌하게 걷기는 고맙게도 공짜다. 장애가 있는 분도 물속에서 걷기랄지 보조기를 사용한 걷기랄지 다양한 방법을 찾아 걸으시기 바란다. 인간은 두 발로 걷는 동물이다. 기본에 충실해야 응용도 잘 되는 법. 한의학에서 말하는 건강을 위한 열 가지 지침에서도 차는 적게 타고 많이 걷는 것이 건강에 좋다(少車多步)고 말한다. 우선 걸어야 뛰든지 날든지 할 것 아닌가? 골프도 좋고 축구도 좋지만 좋은 자세로 걷는 것, 건강한 삶을 찾는 첫걸음이다.

체질별 음주법

술은 완전체다

워싱턴포스트지가 지난 1000년 간 최고의 업적을 남긴 인물을 선정하면서 최고의 저자로 추대한 영국의 문호 사무엘 존슨이 이렇게 말한 것은 무엇일까?

"지금까지 인간이 궁리해낸 것 중에서 가장 큰 행복을 만들어낸 것."

정답은 술이다. 철학자 임마누엘 칸트는 "술은 입을 경쾌하게 해준다. 술은 마음을 털어 놓게 한다. 그러므로 술은 하나의 도덕적 성질, 마음의 솔직함을 운반하는 물질이다."라는 찬사를 보냈다. 빅토르 위고는 코냑을 두고 '신들의 음료'라 불렀고, 급기야 술이 없는 지구는 산소 없는 지구라고까지 말한 사람도 있다.

물론 술에 대해 이런 찬사만 있는 건 아니다. 바다에 빠져 죽은 사람보다 술에 빠져 죽은 사람이 더 많다는 험구는 토마스 풀러*의 노작이고, 전쟁과 흉년과 전염병을 합친 것보다 술 한가지의 해악이 더 크다고 단죄한 자는 영국의 명재상 글래드스턴이다. 악마가 바쁠 때 자기 대리로 인간에게 보내는 것이 바로 술**이란 무시무시한 저주도 있다.

한 가지를 두고 이렇게까지 평가가 양극단을 내닫는 존재도 많지 않을 텐데, 아무튼 술이란 물건이 묘하긴 묘하다. 한의학 관점으로 살펴봐도 술은 참으로 절묘하다. 물 기운(水氣)과 불 기운(火氣)이 모여서 술이 된다. 술은 물로 빚으니 물 기운이 있는 게 분명하지만, 불 기운은 무얼 말하는 걸까. 알코올이다. 알코올이 처음 증류되었을 때 사람들이 신비롭게 여겨 알코올 제조법은 아주 오랫동안 비밀로 전수되었다. 나중에 일반에게 알려질 때에도 불이 붙는 물로 유명했다. 물인데 불이 붙는다는 것은 결국 알코올의 본성이 불

---

* 토마스 풀러(1608~1661) : 영국의 종교인이자 최초의 전업 작가. 다양한 책과 명언을 남겼다.

** 탈무드에 나오는 말이다. "아침 늦게 일어나고, 낮에는 술을 마시며, 저녁에는 쓸데없는 이야기를 하고 있으면 인간은 일생을 간단히, 그리고 헛되게 보낼 수 있다."는 말도 역시 탈무드에 나온다.

이란 의미다.

술을 단순하게 말하면 알코올에 물 섞은 것이다. 다시 말해서 물과 불이 만나 이뤄진 것이 술인데, 물과 불을 한의학에서는 음과 양을 대표하는 속성으로 여긴다. 한의학 관점으로 보자면 물과 불 두 가지만으로 이뤄진 술은 가장 단순한 재료로 음양이 공존하는 조화를 보여주고 있다.

술을 마시고 난 다음에 얼굴이 붉어지고, 말이 많아지며, 속이 화끈거리는 것을 보면 술이 뜨거운 성질을 가졌다는 사실을 알 수 있다. 알프스 산맥처럼 고산지역에서 조난자를 구하는 구조견의 목에 매달린 작은 나무통 안에는 반드시 브랜디, 위스키 등 독한 술이 들어있다. 그래서 조난당해 동사 직전의 등산객이 구조견 목에 매달린 술을 마시고 생명을 건졌다는 이야기도 더러 듣게 된다. 우리의 자랑인《동의보감》에서도 술의 성질에 대해 크게 뜨겁고 독이 있다(大熱有毒)고 하였다. 술이 가진 성질 중 불 기운이 작용한 것이다.

술에서 깨면 몸이 춥고 떨리며 무거워지는 것은 술의 반쪽인 물의 차가운 성질이 남아 있기 때문이다. 알코올은 불의 성질을 가졌기 때문에 일정한 시간이 지나면 날아가 사라진다. 그러면 물의 성질인 차갑고 무거운 기운이 우리 몸에 남는다. 이것이 바로 숙취를 유발시키는 주범이라고 봐도 좋다.

술을 크게 나누자면 막걸리나 청주와 같이 알코올 도수가 낮은 술과 소주나 위스키 같이 알코올 도수가 높은 술이 있다. 도수가 낮은 술은 물 기운이 불 기운 보다 많다고 볼 수 있고, 도수가 높은 술은 화기가 강한 술이라 할 수 있다. 도수가 낮은 술을 마신 다음날 몸이 무겁고 머리가 띵한 숙취가 오래 가는 것을 경험하셨으리라. 그것은 바로 물 기운으로 인한 숙취이다. 불은 위로 날아가 버리지만 물은 아래로 고여 언다. 따라서 우리 몸에 들어와도 물 기운이 불 기운보다 오래 남는 것이다.

좋은 물이 좋은 술을 만든다고 할 때는 술에서 물을 강조한 것이다. 오크통 속에서 몇 십 년을 숙성시켰다고 말할 때는 술에서 불을 강조한 것이다. 좋은 물로 오래 묵힌 술이 좋은 술이다. 벗과 술은 오래 묵을수록 좋다고 하지 않는가?

술을 뜻하는 주(酒)자를 살펴보면 재미있는 사실을 알 수 있다. 물 수(氵)와 닭 유(酉)가 결합하여 글자를 만들고 있는데, 원래 닭 유(酉)는 무당을 상징하는 글자다. 따라서 술(酒)은 무당이 마시는 물이랄 수 있는데, 우리가 익히 아는 바대로 고대 세계에서 무당은 바로 왕이었다. 고대인들은 모든 만물에 정령이 깃들어 있다는 애니미즘을 신봉했는데, 무당은 바로 이 정령들과 통하는 사람이었다. 의(醫)라는 한자는 무당(酉)이 얼굴에 투구나 깃 장식이 달린 관을 쓰고 화살 같은 것을 들고 춤을 추고 있는 모습을 형상화한 것이다. 고대의 의사는 바로 당골이었던 것이다.

신정일치시대에 왕이자 당골이고 의사이기도 한 자의 소임 중에 가장 중요한 것은 바로 천지자연과 거기에 깃들어 있는 온갖 귀신들에게 제사를 지내는 일이 아닐 수 없었다. 무당이 마시는 물, 즉 술은 바로 하늘과 귀신들에게 제사를 지낼 때 마시던 일종의 의식주(儀式酒)이었음을 주(酒)자는 알려준다.

따라서 고대에는 아무 때나 아무 사람이나 술을 마실 수 없었고 특별히 정해진 기간에 제한된 사람들만이 마실 수 있었을 것으로 보는 것이 타당하다. 그것은 술에 취한 상태는 마치 환각 상태와 유사하므로, 귀신과 교통해야 하는 특별한 사람들에게만 허락되었을 것이다. 또는 특별히 기념해야 할 어떤 상황에서만 제한적으로 음주가 허용되지 않았을까 상상해 본다.

체질별 음주법

태음인들은 술이 강하다. 타고 나길 간장 기운이 왕성하기 때문인데, 그래서 두주불사 연일 통음하는 경우가 많다. 간장이 제 아무리 강하다고 해도 이래서는 견뎌낼 재간이 없다. 술이 세다고 자부하는 태음인 분들은 부디 하루 술을 마신 뒤에는 반드시 이틀 휴식해서 간장을 보호해야 한다. 그래야 나중에 나이 들어서도 반가운 벗을 만나면 소주 한 잔을 기울일 수가 있지 않겠는가. 태음인들은 천천히 끈질기게 마시는 타입이 많은데, 부디 뿌리를 뽑으려 하지는 마시길 바란다. 귀하야 다음날에도 견딜만 하겠지만 술이 약한 사람들에겐 아주 고역이 아닐 수 없다.

  소음인들도 의외로 술이 센 사람이 많다. 이것은 소음인들이 속이 차갑기 때문이다. 그러니까 뜨거운 성질을 가진 술이 어느 정도 받는 것이다. 남녀를 막론하고 소음인들은 이목구비가 아름다운 분이 많은데, 이 중에 더러 팔자가 잘못 풀려 술집에서 일하는 여자분들이 있다. 가끔 이런 분들이 진료를 받으러 오는데, 진맥을 해보면 몸이 아주 엉망인 경우가 대부분이다. 덩치 큰 태음인들도 매일 같이 술을 마시면 몸이 견뎌내질 못하는데, 원래 허약체질인 소음인들이 그렇게 매일 같이 술을 많이 마셔대면 몸이 정상일 리가 있겠는가.

소음인들은 모름지기 술을 멀리해야 한다. 어쩌다 마신다고 하면 성질이 차가운 술인 맥주 등은 피하고 청주나 소주와 같이 따뜻한 술을 단백질 안주와 같이 먹어야 한다. 맥주를 마신 뒤에는 언제나 설사를 한다면 당신은 소음인일 가능성이 높다. 맥주 이야기가 나온 김에 한 가지만 더 말하자면, 맥주를 마실 때 과일 안주를 시키는 것은 과히 좋은 궁합이 아니다.

소양인들은 술자리에서 제일 먼저 화장실에 가거나 일찍 취하는 사람들이다. 신장 기운이 약하기 때문이다. 소양인들은 평소 성격이 급한 경우가 많은데, 술자리에서도 술잔을 원샷으로 비우고 잔을 돌리는 것도 즐기는 편이다. 소양인들은 모름지기 천천히 마시고 잔도 여러 번에 나누어 마시는 것이 좋다. 독한 술 보다는 도수가 낮은 술을 안주와 함께 천천히 마시면 매번 필름이 끊기거나 술로 인한 추태를 예방하는데 도움이 될 것이다. 소양인들은 대개 성격이 강해서 필자의 서툰 충고를 잘 들을 것 같지는 않지만 말이다.*

잘 마시면 약이 되기도 하지만 씻을 수 없는 상처를 주기도 하는 것이 술이다. 필자도 술로 인한 숱한 죄과가 차고 넘치는데, 부디 삼가고 주의해서 즐거운 삶의 동반자가 되도록 노력할 일이다. 요 근래에는 막걸리에 맛을 들여 저녁 반주로 한잔씩 하는데, 우리 술이 과연 좋다. 친구에게 전해들은 이야기로 마무리한다.

대전 용전동 토박이로 오래 살았는데, 동네에서 이발

---

* 체질별 걸음걸이와 음주법 모두 태양인에 대한 내용이 없다. 실은 내가 임상에서 태양인이라고 할 만한 사람을 별로 본 적이 없어서 그들의 걸음걸이와 술 마시는 법이나 금기에 대해 관찰한 바가 없다. 체질별 특성에 따라 이럴 것이라고 생각해서 쓸 수는 있겠지만, 바른 태도가 아니라고 생각해서 뺐다. 나중에 경험이 많이 쌓이면 그 부분에 대해서도 적어보겠다.

소 하는 형님이 말씀하셨다.

"동생, 소주 말고 막걸리 마셔."

"왜요?"

"내가 여기서 사십 년째 이발소 하잖아. 그런데 소주
마시던 형님들은 다 돌아가시고, 막걸리 마시는 형님
들은 아직 쌩쌩햐. 동생도 얼릉 막걸리로 바꾸소."

마음이란

청소하며 마음 내려놓기

2014년 가을부터 한의원 절반쯤을 청소한다. 내가 하지 않는 절반은 물론 직원이 청소한다. 퇴근 전에는 진공청소기로 먼지를 빨아들이고, 다음 날 아침 출근하면 대걸레를 꾹 짜서 바닥을 닦는다. 바쁘다고 대충 하면 10분쯤 걸리고, 마음을 담으려면 15분이 필요하다. 처음에는 원장이 청소하는 한의원 봤어? 우쭐하는 마음이 있었다. 아직도 조금 남아 있긴 하다. 하지만 삼 년 동안 쓸고 닦으니 내 마음이 약간 무심해졌다. 그냥 해야 할 일이라고 생각하고 한다. 물론 직원들이 알아주면 굉장히 기쁘다. 매일 알아줬으면 좋겠다 싶을 정도로 좋다. 그러니 세상의 남편들아, 아내가 매일 쓸고 닦고 빨래하고 밥 해 먹이는 그 살림살이에 감사하자. 감사와 사랑은 겉으로 드러나야지, 속으로만 웅얼거리면 감사가 아니다. 사랑도 물론 아니고.

아무튼 청소를 처음 시작하던 그때는 한의원에 환자가 많았다. 직원 일곱 명이 하루 온종일 쉴 틈도 없이 일해야 했다. 나도 물론 정신없이 바빴다. 퇴근하고 집에 가면 입을 열기도 싫을 만큼 하루 종일 환자를 봤으니까. 접수실 홍 실장이 나에게 직원들이 청소하는 걸 힘들어 한다고 말한 게 10월 중순쯤이었다. 사실 홍 실장이 말하고 싶었던 것은 직원들이 힘들어 하니까 원장이 좀 알아서 칭찬도 하고, 힘든 걸 알아달라는 말이었다. 하지만 돌려서 말하는 '여자어'에 익숙하지 않았던 나는 말 그대로 해석했다.

"힘들어 한다고? 그럼 대신 청소해줄 사람을 찾지 뭐."

하지만 아침 여덟 시에 와서 한의원 청소를 해줄 사람을 찾기는 쉽지 않았다. 사람을 구할 수 없으니 내가 할 밖에.

그래서 시작한 한의원 청소가 뜻밖에 내 마음을 쓸고 닦는 수양이 됐다. 우쭐하는 마음이 없진 않지만, 청소하면서 하루 진료를 반성하고, 또 하루 진료를 다짐한다. 마음을 내려놓는 게 계기가 없으면 사실 쉽지 않다. 청소하면서 내가 대단한 자가 아니라는 생각, 환자를 가르치려 들지 말고, 환자 위에 군림하려 들지 말고, 환자 말을 잘 듣는 사람이 되자는 생각을 한다. 사실을 말하라면 이런 생각은 어쩌다 하고, 대개는 아무 생각 없이 쓸고 닦는다. 청소란 게 그런 거니까. 생각이 많으면 깨끗해지지 않는다.

닫아두니, 냄새

월요일 아침, 청소하려고 바깥으로 난 창문 세 개를 열고, 토요일에 닫아놨던 방문을 모두 연다. 그 중 약제실 문을 열자 주말 동안 갇혔던 약 냄새가 울컥 올라온다. 나는 주춤 물러섰다가 LED 등 스위치를 켠다. 상하기 쉬운 약재를 보관하는 냉장고가 웅웅거리는 소리가 울린다. 그 잠깐 사이, 약 냄새가 빠진다. 하지만 처음 문을 열었을 때 훅 달려들던 그 낯선 느낌은 가시지 않는다. 보통은 퇴근하면서 다른 방문은 닫아두지만 약제실 문은 열어둔다. 냄새가 빠지라고. 그런데 어쩌다 저번 토요일에는 닫았던 모양이다. 토요일 오후와 일요일 종일토록 약제실 문은 닫혀 있었다. 냉장고가 웅웅거리며 돌아가고, 하루와 한나절 동안 먼지가 쌓였으리라. 그리고 약제실에 쌓아둔 약재에서 나온 냄새가, 비록 600그램씩 밀봉되었고, 다시 밀폐용기에 담겨 있었음에도 불구하고 쌓였다가 문을 열자 내게 달려들었다.

　나는 사실 까칠한 사람이고, 그래서 냄새에 민감하다. 냄새에 민감한 사람치고 성격이 원만한 사람이 드물다. 내 편견이겠지만, 아무튼 나 혼자 그렇게 믿고 있다. 한의사가 한약재 냄새를 싫어한다면 얼마나 우스운 일이겠는가. 벌써 햇수로 36년째 한의학 공부를 하고 있으니 한약 냄새가 싫을 리 없다. 하지만 단지 하루와 한나절을 닫아뒀을 뿐인데, 무언가 알 수 없는 느낌과 냄새가 쌓인다. 매일 쓸고 닦고 환기시키는 걸 빼놓지 않는다. 바닥 세정제로 깨끗이 소독도 한다. 그렇게 청소를 마친 한의원 바닥은 내 집 안방보다 깨끗하다. 나는 거리낌 없이 바닥에 앉을 수 있다. 누울 수도 있다. 그 정도로 청소한다. 그럼에도 문이 닫힌 약제실은 하루 한나절 만에 익숙하지 않은 냄새를 풍긴다.

　약제실을 닫아둔 채로 며칠이고 들여다보지 않으면 어떻게 될까. 한의원에 들어오는 약재는 바짝 건조된 상태로 들어오고, 상하기 쉬운 약재는 냉장이나 냉동 보관한다. 그럼에도 불구하고 열어서 확인하지 않으면 약재는 기어이 상하고 만다. 며칠, 또는 몇 달 동안 약제실을 닫아둔다면 상하기 쉬운 약재부터 부패해서 결국 내버려야 할 것이다.

내 안에 귀신이 산다

마음도 그렇다. 닫아두면 귀신이 자란다. 그 귀신은 약한 자존심이나 악한 마음, 터무니없는 욕심과 이기심 등의 이름으로 자라나, 이윽고 나와 타인을 해치는 귀신이 된다. 일찍부터 그런 생각을 했다. 드러나면 문제는 풀린다. 제아무리 풀기 힘든 문제라고 해도, 일단 누구나 알 수 있도록 공개되면, 반드시 해결할 수 있다. 가려져 덮이고 은폐되고 격리된 마음이 진짜 문제다. 그것은 시간이 지날수록 커지고 비열하고 컴컴해져서, 마침내 인간 자체를 삼켜버리는 욕망이 된다. 램프 속의 지니가 처음에는 꺼내주는 사람에게 보은해야지 마음먹었다가 아무도 자기를 구해주지 않자 마침내 인간에게 복수를 결심하는 것처럼, 어두운 곳에서 혼자 자란 욕망은 인간을 파멸시킨다. 마음이란, 닫아두면 귀신이 자라고, 열어두면 신이 거처하는 곳이 된다.[*]

열어두기만 해서는 소용없다. 나는 이런 사람이니 알아서

---

[*] 心閉則養鬼, 開則居神

대접하라고 해본들 누구도 알아주지 않는다. 마음은 마땅히 닦아야 한다. 나를 알아달라고 투정하기 전에 남을 대접하고, 내가 하기 싫은 일을 남에게 시키지 말아야 한다. 상대방을 인정하고 대접하는 것이 예의다. 예의란 마땅히 해야만하는 상대방에 대한 합당한 대접이다. 타인을 배려하여 먼저 베풀고 먼저 대접하는 것이 바로 나를 대접하고 존귀하게 하는 것이다. 그럴 때 비로소 내 마음은 신이 되고, 나는 분노와 비참함에서 벗어날 수 있다. 인간은 신이 아니다. 하지만 우리 마음 안에는 신이 깃들 수 있다. 내 마음 안에 아수라를 거느릴지, 신이 깃든 동산으로 가꿀지는 내가 결정한다.

추신.

2017년 9월 초에 한의원 직원이 대대적으로 바뀌었다. 특히 치료실 직원은 전원 새로 뽑았다. 그리고 일주일 뒤, 바뀐 직원과 총괄실장으로 일하는 김 실장이 강력히 건의하기를, 원장이 일찍 오니까 자기들끼리 청소하고 차 한 잔 마시면서 수다 떠는 시간이 없다. 앞으로 청소는 우리가 할 테니, 원장은 진료 시작하는 아홉 시 맞춰서 오라는 것. 청소를 서로 하겠다고 다툴 수도 없는 노릇이어서 하릴없이 수양시간이 사라졌다. 그래서 이 글을 빼야 하나 고민했는데, 3년 동안 열심히 청소한 것은 또 사실이므로, 그냥 남겨두기로 한다. 내가 살짝 허영끼가 있다.

불수산 세 첩

정 생원의 출산 수발

하나 있는 아들은 군역으로 수자리 살러 가고, 아내는
거년에 횡행하던 장질부사로 잃은 정 생원은 애가 탔
다. 부르기 좋아 생원이지, 서당에서 사자소학 떼는 둥
마는 둥 한 처지라 앞뒤 분간도 겨우 하며 살아온 삶이
었다. 그런데 덜컥 며느리 출산일이 코앞으로 닥쳐오
고야 만 것. 아내는 없지, 아들도 없지, 유일하게 믿었
던 산파 마씨 할매도 이젠 늙어서 정신이 오락가락하
니, 대체 이 일을 어쩌면 좋단 말인가. 내외가 엄중한
때에 홀시아비가 어떻게 며느리 출산을 뒷바라지 할
것인가. 애가 타고 속이 끓어 환장할 지경이었다.

날이 갈수록 배가 동산처럼 부풀어 오르는 며느리를 보면서 속을 태우던 정 생원은 고이 간직했던 담비 가죽 석 장을 내어 안고 읍내길을 서둘렀다. 근동 백리 안에서 의원이라곤 황 의원 한 명뿐이기도 하거니와, 명의로 유명짜한 황 의원을 만나면 뭔가 수가 나리라. 황 의원으로 말할 것 같으면 저번에 역산(逆産, 출산 시 아이 다리가 먼저 나오는 경우. 손이 먼저 나오는 건 횡산橫産이라 부른다)하는 산모를 기어이 살려내지 않았느냔 말이다. 우리 며늘아기도 이 황 의원에게 처방을 받으면 순산하고야 말리라.

황 의원은 약 세 첩을 지어줬다.

"불수산(佛手散)이란 약이오. 부처님 손으로 어루만지듯 아이가 쑥 빠져나올 테니, 이걸 산모 방 가운데 매달고 힘을 주고 또 주라 말하시오. 하지만 미리 먹이면 소용이 없소이다. 아이가 나오지 않아 아주 죽게 생겼을 때, 그때 달여 먹여야 반드시 순산할 것이오."

말을 마친 황 의원은 담비 가죽 두 장을 도로 주더니,

"이걸로 미역이랑 쌀을 바꿔서 산모에게 먹이시오. 살고 죽는 건 하늘에 달렸소만, 예까지 온 보람이 있으면

좋겠구려."

정 생원은 그 길로 장을 봐서 집으로 돌아갔다.

드디어 출산일이 닥쳐왔다. 며느리는 문고리에 매단 기저귀감을 손에 동여매고 힘을 주기 시작했다.

"아가야, 나오느냐?"

"아직요."

"견딜만 하냐?"

"예, 아직은요."

며느리는 천장에 매달린 불수산 세 첩을 보면서 배에 힘을 줬고, 시아비 역시 그 불수산 세 첩을 희망으로 마당을 맴돌았다. 온갖 고통과 괴로움을 겪으면서도 저 약만 달여 먹으면 아이가 쑥 나오리라, 그런 믿음으로 며느리도 시아비도 생살을 찢고 뼈를 분지르는 출산의 고통을 견뎠다. 그리고 아이를 순산했다. 불수산 세 첩은 고스란히 천장에 매달린 채.[*]

불수산은 출산이 임박한 산모에게 처방하는 약이다. 강력

---

[*] 불수산 일화는 도올 김용옥 선생의 책에 나오는데, 인용하면서 살을 붙였다.

한 자궁수축 작용이 있어서, 출산 임박해서 이 약에 녹용 두 돈 넣어 달여 먹고 삼십 분 만에 아이를 낳은 사람도 있다고 한다. 하마터면 택시 안에서 아기 낳을 뻔 했다고. 1990년대 초에 내가 막 개업했을 때 선배 한의사가 본인 경험이라며 직접 들은 이야기다. 나도 임상에서 숱하게 지어줬고 효험을 많이 본 약이기도 하다. 허나 달여 본 적도 없는 그 불수산 세 첩이 정 생원네 손자를 순산토록 하는 데는 사람의 믿음이 중하게 작용했다. 저 약만 먹으면 이 고통도 끝이 나리라는 믿음, 그것 하나로 버틴 출산의 고통은 지나고 나면 차라리 가벼운 것일지도 모르겠다.

이런 걸 낳고도 미역국을 먹어?

사는 게 도무지 제 성에 차지 않는 어린 학생이 있었다. 부모도, 선생도, 세상 그 누구도 그에게 조언할 수 없었다. 자만심이 하늘을 찔러 그저 세상이 돈짝만한 이 맹랑한 책상물림은 그래서 사는 것도 재미가 없고 도대체 뭘 해야 마땅한지 알 수가 없었다. 그런 자식을 옆에서 쳐다보다 속에서 천불이 날 것 같은 엄마가 어느 날 함께 길을 나섰다. 가볼 데가 있다는 것이다.

기차를 타고 한나절은 좋이 덜컹대다 부산역에 내려 굽이굽이 길을 돌아 영도다리에 도착하니 그 유명한 부산 박 도사가 사주보는 집이었다. 사랑채에 사람이 가득 모여 모두 정좌해서 박 도사 말을 경청하고 있었다. 그런 정경을 보며 이 맹랑한 서생은 고개 뻣뻣이 들고 이건 또 무슨 개수작인가 싶었다. 어미가 공손히 생년월일시를 적어 올리니 박 도사가 고개를 주억거리며 사주를 뽑았다. 세상에 별별 천재가 다 있지만 만세력 외는 천재는 박 도사 하나뿐일 것이다. 사주를 뽑은 박 도사가 갑자기 소리를 질렀다.

"아니, 이런 새끼를 낳고도 미역국이 입에 들어 가더나?"

어미도 서생도 얼굴이 홍당무처럼 달아올라 도망치듯 빠져나왔다.

이십여 년이 흘렀다. 이젠 어엿한 사회인으로 잘 살고 있는 그 왕년의 맹랑한 서생은 나에게 진지하게 물었다.

"선생님에게 사주를 묻지는 않겠습니다. 제 앞날이 궁금한 게 아니니까요. 하지만 정말 궁금합니다. 그 천하의 부산 박 도사는 그때 겨우 스물 남짓한 저에게, 저런 걸 낳고도 미역국을 먹었느냐고 악담을 퍼부었을까요? 그때의 수모와 부끄러움을 지금도 잊을 수가 없습니다."

나는 물끄러미 그를 바라보았다. 답은 늘 자기 손 안에 있다. 법이란 업은 아이 찾는 것보다 쉽다고 하지 않는가. 세수하다 코 만지듯 해탈한다고 하지 않는가. 20년을 고통스럽게 답을 찾아온 이 사람은, 하지만 그 과정이 또한 답이었기에 측은하지는 않았다. 어쩌면 대견하고 장하기까지 했다.

한 세상 살기란

부산 박 도사는 제산(齊山) 박재현(朴宰顯)의 별명이다. 그는 자강(自彊) 이석영(李錫暎), 도계(陶溪) 박재완(朴在琓)과 더불어 한국 명리학이 배출한 삼대 거인 중 한 명이다. 박정희와 박태준, 이병철 등 당대의 실력자들에게 자문했고, 실제로 사원을 뽑거나 임원 승진 때 그에게 물었다고 전한다. 박정희가 유신 쿠데타를 꾀할 때 제산에게 비서실 직원을 보내의견을 물었다. 제산은 박정희 당번병으로 근무하면서 이십대부터 박정희에게 조언했던 사이다. 비서관 이야기를 한참듣던 제산이 담뱃갑 은박지에 幽神이라고 적었다. 유신(維新)하면 귀신 된다는 소리였다. 이걸 비서관이 슬쩍 주머니에 넣었고, 대로한 박정희 지시로 제산은 남산에 끌려가 곤죽이 되도록 얻어맞았다고 한다.

아무튼 제산의 사주는 잘 맞기로 유명했다. 1950년대에 이미 사주보는 값으로 30만 원을 받았다고 하니 그의 명성이 얼마나 높았겠는가. 그런 제산이 왜 나이 칠십이 넘어 어린 학생에게 그렇게 모진 소리를 했을까. 그 학생은 그날의 기억을 새길 때마다 얼마나 가슴 아팠을까.

나에게 사주를 알려주지 않았으니 그 사람의 사주를 풀 수는 없다. 하지만 그 뒤로 가정을 일구고 직장 잘 다니고 아이 잘 키우면서 이런저런 횡액 당하지 않고, 타인에게 나쁜 짓 하지 않고, 사회생활 잘하면서 반듯하게 살아온 것을 보면 그이 사주가 아주 흉하지는 않을 것이다. 그런데 왜 제산은 그렇게 말했을까.

사람을 대할 때는 인의(仁義)로만 할 것이 아니다. 때로는 권도(權道)를 써서 찍어 눌러야 할 때도 있는 법이다. 아이가 우물 속으로 떨어지려 하면 조용히 타일러야 하는가. 뛰어가 건져내야 하는가. 하룻강아지가 범 무서운 줄 모르고 날

뛰고 있으면 알아듣게 조곤조곤 말로 할 것인가. 떼끼 놈, 세상이 얼마나 무섭고 혹독한 곳인데 천둥벌거숭이 마냥 짓까부느냐고 혼구멍을 내야 할 것인가. 사람에 따라 다르겠지만 제산은 그때 그 어린 학생을 권도로써 타이른 것이다. 너 이놈, 혼 좀 나봐라. 세상이 그렇게 만만한 게 아니다. 조심하고 자숙하면서 살거라. 그렇게 살아야 네 천명을 보존할 것이다. 나에게 자기 경험을 털어놓은 그 사람은 당돌한 구석이 있었다. 그런 당돌함이 지나쳐 스스로 자기를 망칠까 두려웠기 때문에 그렇게 심한 말로 기를 죽여 놓은 게 아닐까.

그 사람이 20여 년이 지난 뒤에 명리학 초짜나 뗄까 말까 한 나에게 그 과거를 털어놓은 걸 보면, 제산의 일갈은 충분히 효험을 보았다. 만일 그가 미친 망아지처럼 날뛰는 자기 성정을 제어하지 못하고 막무가내로 살았다면, 당돌함이 지나쳐 타인을 우습게 알고 세상을 돈짝만 하게 보았다면 대체 어떤 악업을 지었을 것이며, 어떤 봉변을 당했을 것이며, 어떤 불운과 마주쳤겠는가. 나는 제산 선생이 제대로 사주 봐줬다고 믿는다.

달여 보지도 못한 불수산 세 첩으로 의지할 데 없던 산모가 순산에 이르고, 끔찍하다면 끔찍한 말 한마디가 한 사람의 삶을 바로 잡아 옳게 인도했다 치면, 우리네 살림살이는 그저 온 마음을 다해 자기 분수대로 열심히 사는 게 답일 것이다. 가끔 돈 10억 원만 생기면 모든 골치 아픈 문제가 풀리고, 팔자도 풀릴 거라 말하는 사람을 본다. 10억 원이란 돈이 그렇게 만만한 게 아니다. 복권 당첨 금액이 그 정도 되던가. 일생을 다 바쳐도 모으기 힘든 금전이다. 그런 돈이 아무 노력 없이 주어지면 그 삶이 행복하겠는가? 절대 아니다. 반드시 그 사람을 해치고 만다. 그러니 세상 살기란 그저 골방 천장에 매단 불수산 세 첩 같은 것일 수밖에.

내가 암에 걸렸다면

암이란 어떤 병인가

매우 친애하는, 그러나 자주 보지 못하는 친구를 만났다. 서로 근황을 이야기하는 자리에서 책을 쓴다니까 친구는 눈을 빛내면서 말했다.

"암은 어떻게 치료하는 거예요? 어떻게 하면 낫죠? 그런 걸 써주세요."

친구는 벌써 4년째 투병 중이다. 전이가 확인됐고, 그래서 수술했고, 지금은 항암치료를 받고 있다. 새로 나온 항암제가 다행히 반응이 좋아서 종양 사이즈가 더 커지지는 않는다고 한다. 2주일에 사흘씩 입원해서 항암제를 맞고 나온다. 그런 와중에 책 두 권을 냈고 강연도 활발하게 한다. 앞으로도 해야 할 일이 산처럼 쌓였다면서 암 치료가 참 성가시다는 투다. 그 발랄함, 하지만 그 무서움을 이해한다. 이 글은 암 환자를 몇 명 보기는 했지만 전문 분야라고 하기는 많이 부족한 개업 한의사가 친구 부탁을 계기로 암에 대해 평소 생각하던 내용을 두서없이 진술한 것이다. 장형이 위암으로 세상을 떠났고, 친구와 지인 여럿이 암으로 투병 중이다. 이 세상의 세 명 중 한 명은 암으로 죽는다. 용감하고 담대하게 암과 맞서 싸우는 모든 암 환자와 보호자에게 위로와 격려 말씀 올린다. 부디 쾌차하시길. 마음만은 평안하시길.

암은 한자로 癌이라고 쓴다. 병을 의미하는 병질 엄부 안에 입 구(口)가 셋 있고 메 산(山)을 맨 아래 받쳐 썼다. 입으로 뭔가를 너무 많이 먹어서 나쁜 독이 산처럼 쌓였다는 뜻이 아닐까. 암(癌)은 비교적 후대에 만들어진 말이고, 의서에는 암(嵒, 嵓 바위 암)이 더 일찍부터 쓰였다. 유암(乳嵒, 乳嵓)이란 표현이 자주 보이는데, 유방암의 종괴가 바위처럼 딱딱하게 형성되는 것을 잘 표현하고 있다. 중국에서는 보통 기원전 3000년에 이미 암에 대한 기록이 보인다.

영어로 암을 가리키는 단어는 cancer로 라틴어에서

cancer는 게(crab)라는 의미가 있다. 히포크라테스가 이 병에 대해 처음 기록했는데, 암 덩어리가 게 껍질처럼 단단하고, 그 병이 게 다리처럼 옆으로 확장하기 때문에 붙여진 이름이라고 한다. 하지만 라틴어의 선배 언어인 희랍어에서 cancer와 같은 의미로 쓰인 karkinos는 게란 의미 말고도 바위, 딱딱한 덩어리라는 의미가 있다. 결국 동양이나 서양이나 모두 암이란 딱딱한 덩어리가 바위처럼 크게 자라나는 병이라고 본 것이다.

사람 몸은 대략 60조 개의 세포로 이루어져 있다. 이 각각의 세포는 하나하나 고유한 기능을 수행하면서 몸이라는 단일한 유기체를 형성한다. 낱낱의 세포는 하는 일도 다르고 생김새도 그렇지만 결국 나라는 존재로 귀속되는 단일한 생명체를 이룬다. 우리 몸을 이루는 세포는 쉬지 않고 세포분열을 거듭하는데, 그것이 무한정 반복되는 것은 아니다. 유전자 정보를 보호하는 일을 하는 텔로미어가 분열 한계에 도달하면 세포 사멸을 유도한다. 세포의 사멸은 인체가 항상성을 지키면서 통일된 단일 유기체로 살아가기 위한 필수적인 절차다.

암은 어떤 원인*으로 인해 발생하는데, 사실 어쩌다 아주 드물게 생기는 게 아니고, 하루에도 수백 수천 개의 암세포가 만들어진다. 그러나 인체의 면역기능이 이들을 억제하기 때문에 암이 되지 않을 뿐이다. 그러다 조건이 맞아 떨어지면(필자는 그 조건 중 가장 주요한 세 가지는 부정적인 생각과 과도한 노동, 영양이 부족한 열악한 식사라고 믿는다), 10의 6승 개가 되면 가장 민감한 검사로 확인할 수 있는 약 1밀리미터의 직경이 된다. 이렇게 자라난 암세포가 10의 12승 개가 되면 인체는 사망한다. 문제는 암세포는 텔로미어가 극단적으로 길어진다는 점이다. 일반적인 체세포에 비해 비교할 수 없을 정도로 세포분열을 거듭한다. 그래서 내 몸 안에 나라고 하는 유기체의 통제에 따르지 않는 새로운 존재가 동거하는 것, 그게 바로 암이다. 암세포는 놀라운 속도로 자라나서 원발 부

---

* 암을 유발하는 원인은 정말 끝도 없다. 타르나 벤조피렌, 벤젠, 석면, 6가 크롬처럼 명백한 발암물질부터 술과 담배, 비만, 과도한 스트레스 등은 잘 알려진 대로다. 하지만 암을 유발하는 물질의 종류가 너무 지나치게 확대되는 측면이 있어서 김치나 적포도주에도 발암물질이 포함되어 있고, 최근에는 소시지와 붉은 살코기가 1군 발암물질에 지정되었다는 보도도 나왔다. 심지어 2시간 이상 오래 앉아 있는 것도 암 발생률을 대폭 높인다고 한다. 암이 인간에게 커다란 공포인 것은 사실이지만 이렇게까지 호들갑을 떨어야 하는 건지는 의문이다. 모든 독은 얼마나 먹느냐의 문제다. 현대의학의 중시조에 해당하는 파라셀수스는 이미 500년 전에 독은 양이 문제(Dose is poison)라고 말했다. 발암물질에 둔감하자는 말이 아니라 소식하고 골고루 먹고 태운 음식은 삼가는 등의 적절한 식습관을 지키고, 규칙적인 운동, 긍정적인 마인드와 감사하는 태도를 유지하는 것이 암을 예방하고 건강하게 사는 길이다.

위의 기능을 마비시키고, 전이해서 다른 장기 역시 그렇게 만든다. 암세포의 분열과 성장은 개인차가 커서 어떤 암은 꼼짝하지 않기도 하고, 어떤 암은 발생 사실을 안 뒤로 한 달도 안 돼 환자가 사망하기도 한다. 결국 암은 우리를 죽이기 때문에 무섭고, 암 선고는 사망선고와 비슷한 무게로 받아들여진다.

암에 대한 생각, 마음가짐

이미 앞에서 암이란 우리 몸이 차갑기 때문에 생기는 병이란 말을 길게 했다. 중요한 부분이기 때문에 다시 한 번 반복해서 설명하는 것을 용서하시기 바란다. 암에 잘 걸리는 사람은 누굴까. 노인층이다. 소아에게 특별히 많이 발생하는 암이 왜 없겠는가만, 일반적으로 우리가 아는 한 대부분의 암은 나이든 사람에게 잘 생긴다. 이 말은 암은 일종의 퇴행성 질환에 속할 수 있다는 말도 된다. 물론 암은 유전적 돌연변이가 축적되어서 생기는 질환(genetic disease)임은 분명하다. 다만 돌연변이가 암이 될 만큼 온갖 변이가 축적되는 것이 바로 나이가 드는 과정과 같은 것이다. 다시 말해서 암을 유발하는 돌연변이는 나이가 들수록 가능성이 커진다.

나이든 사람과 어린아이의 가장 큰 차이는 열의 유무다. 한의학에서는 아이를 순양지체(純陽之體)라 부른다. 불덩어리란 말이다. 한의학의 근간을 이루는 음양론과 오행론(이 둘은 서로 다른 이론체계이다)은 상대론이다. 절대적인 음, 홀로 존재하는 양이 있을 수 없다. 오행 역시 마찬가지다. 오행의 상호작용 중에서 목화토금수의 고유한 성질이 부각되는 것이다. 순양지체란 말은 양만 있고 음은 없는 존재라는 표현처럼 보이는데, 중국인들의 과장법일 뿐이고 어린아이라고 왜 음양이 함께 있지 않겠는가. 노인과 상대적으로 놓고 볼 때 양이 많다는 이야기다. 쉽게 말해서 아이는 한겨울에도 발가벗고 놀지만, 노인들은 한여름에도 무릎에서 찬바람이 난다고 말한다. 바로 그 차이, 아이는 몸이 뜨겁고 노인은 온데가 다 차가운 존재이다. 그러다 종국에 가서 온몸이 싸늘하게 식으면, 그게 바로 죽음이다.

도올 김용옥 선생의 말씀처럼 생명이란 열역학 법칙을 거스르는 존재다. 열역학 제2법칙을 간단히 말하면 우주는 결국 엔트로피가 증가한다는 말이다. 엔트로피를 우리말로 바꾸면 무질서다. 바위는 언젠가는 바스러져서 모래가 되고 결국엔 가루가 되어 사라진다. 물은 위에서 아래로 흘러 더 이상 낮아지지 못하는 곳, 바다로 흘러간다. 그러나 생명은 그 물살을 거슬러 오르는 한 마리 버들치를 말한다. 생명이란 무질서해지라고 강요하는 우주의 무화(無化)작용을 정면으로 거스르는 역동적인 현상이다. 노화란 결국 이 무질서가 늘어나는 것을 말하고, 그것을 바꿔 부르면 차가워지는 것이다. 손발과 배가 차갑다는 것이 그래서 무섭고, 암이 차갑기 때문에 생기는 병이란 주장은 이런 근거 아래 나온다.

암은 나라는 생명체 안에 함께 동거하는 또 다른 생명체다. 암은 차가워서 생긴다. 이 두 가지가 내가 생각하는 암의 본질이다. 따라서 암을 죽이면 나도 죽고, 내가 살아있는 한 암도 나를 죽이지 못한다. 현대의학에서는 암세포가 우리를 죽이기 때문에 암을 없애야 한다고 말하지만, 나는 그게 반드시 올바른 치료법이라고 생각하지 않는다. 나는 오히려 암과 사이좋게 지내는 방법을 연구하는 게 더 맞는다고 생각한다. 내 몸을 지키는 기운을 강하게 해서 암이 나를 해치지 못하게 하고, 암이 좋아하는 행동과 섭생은 하지 않는 것, 암이 좋아할 법한 부정적인 생각은 그만 두고 밝고 긍정적이며 유쾌하게 사는 것, 때로는 진솔하게 눈물도 흘리고 아이처럼 희로애락에 솔직하게 반응하는 것이야 말로 암을 이기는 삶의 태도라고 본다.

임상에서 만난 암 환자 대부분은 몸이 냉하고 성격은 대체로 까다로운 편이었다. 감사하기보다는 불만이 많았고, 기뻐하기보다는 자주 화냈다. 마음을 터놓고 이야기하는 것을 꺼렸고, 한의사 조언을 쉽게 받아들이지 못했다. 솔직하게 말하면 암 환자 한 명이 다른 환자 서넛 보다 힘들었다. 직원들 역시 마찬가지로 어렵다고 말했다. 암이라는 큰 병을 만나 환자가 겪었을, 지금도 치료받으면서 겪고 있을 어려움에 대해 이해한다. 현대의학은 암 환자에게 한방치료 받으면 죽는다고 가르친다. 한약 먹은 사람은 치료해주지 않는다고 진료실 벽에 써서 붙여놓은 암 전문의도 있다고 한다. 그런 어려움 가운데 와서 뜸을 뜨거나 침을 맞거나 약을 먹는 환자들이 얼마나 갈등했을까 안쓰럽기도 하다.

하지만 치료를 받아들이는 태도가 중요하다는 점은 아무리 강조해도 지나치지 않다. 최근 언론 보도에 따르면 노인 138명에게 독감 백신을 주사하면서 긍정적인 마음을 갖게 하는 것만으로 항체 형성률이 8~14퍼센트 증가했다는 연구 결과가 발표됐다. 수면 시간이라든가 육체적 컨디션은 전혀 효과를 미치지 않았다고 한다. 우리 몸과 마음은 결코 떨어져 있는 게 아니다. 특히 우리 몸을 지켜주는 면역기능은 우리 마음이 긍정적인지 부정적인지에 따라 활성도가 크게 달라진다. 긍정적인 마음과 감정에 솔직해지는 것은 다른 것처럼 보이지만 사실 같은 것이다. 암 환자 중 예후가 나쁜 분들은 기도나 기적과 같은 것에 매달리거나 이런 상황이 되도록 나에게 잘못한 사람을 원망한다. 조금만 불편해도 참지 못하고 간호조무사들에게 화를 내곤 한다. 이런 마음가짐이 바뀌지 않으면 어떤 치료도 효과를 보기 어려울 거라고 생각한다.

의료화와 암 산업

근대를 넘어 현대로 오면서 두드러진 사회현상 중에 의료화(medicalization)가 있다. 콘래드는 의료화에 대해, 비의료적인 현상이 의료적인 문제로 정의되고 다루어지는 현상이라고 말한다. 특히 정의하는 힘(definitional power)에 주목하면서, 어떤 현상을 의료문제나 질병으로 정의하고, 그에 대한 의사의 처치를 강제하거나 면허로 규제하는 것이라고 말한다. 쉽게 말하면 전에는 의사가 할 일이 아니었거나 제한적이었는데, 이제는 의사만이 다룰 수 있는 일로 규정하고, 그 외의 사람들은 다루지 못하게 하는 현상이 의료화라는 말이다. 대표적인 예가 임신과 출산이다. 과거에는 생리가 끊어지고 입덧을 시작하면 임신 사실을 알게 되었고, 전통적인 방법으로 임산부를 돌보다가, 달이 차면 경험이 많은 동네 산파를 통해 아이를 낳았다. 하지만 지금은 테스터기를 통해 임신 여부를 알게 되고, 초음파 사진과 혈액검사를 통해 아이의 안전을 확인하며, 출산 기미가 보이면 병원으로 가서 아이를 낳는다. 임신은 반드시 의사의 관리를 받아야만 하는 질병 중 하나가 됐다.

게다가 의료가 산업화되고 거대자본이 투입되면서 의사는 드디어 이 시대의 최종 판관 위치에 오르게 되었다. 사람이 오래 살게 되니 자연스럽게 노화에 따른 운동능력의 제약이 생기고, 각종 질병이 늘어나게 된다. 의사의 지시를 따르지 않을 도리가 없다. 이것이 가장 두드러진 병이 바로 암이다. 암은 의사의 판정 순간 우리의 정상적인 판단을 마비시킨다. 암 환자는 의사가 지시하는 대로 수술과 항암치료를 받고, 방사선치료도 거쳐야 한다. 암 환자 한 명이 지급하는 의료비가 대략 2억 원 정도라고 하는데(본인부담금과 공단부담금, 그 외로 들어가는 사회적 부담금 총액), 그 비용이 어떤 과정을 거쳐 책정되었는지, 얼마나 정당한지, 절약하거나 되돌릴 방법은 없는지 누구도 묻지 않는다. 내라면 낼 뿐이다. 암 산업은 의료화가 가장 극단적으로 진행된 한 형태이며, 환자와 보호자들은 그 과정의 극히 일부분만을 알게 된다. 사실 그 일부분조차 보여주는 대로 보는 것이지, 사실과 마주치기는 매우 어려운 일이다. 조금 다른 이야기지만 죽음이 자연의 순환과정이 아니라 물리쳐야 할 악(惡)이 된 것도 의료화의 폐해 중 하나일 것이다.

현대의학의 암 치료는 조금 심하게 말하면 환자는 그저 닥치고 의사 말을 따르라는 경우가 대부분이다. 자세한 내용을 알기 바라지만 의사의 설명은 너무 어렵고, 더 묻자니 너무 바쁘다. 일단 암이란 판정을 받으면 환자와 보호자는 컨베이어 벨트 위에 올라타고 그저 의사가 내리는 각종 검사와 처치를 받아들여야 한다. 이건 바르지 않다. 그저 의사의 처분만 기다리면서 내가 올바른 치료를 받고 있는지 여부조차 알 수 없는데, 가장 기본적인 환자 권리조차 대체 어디에서 찾아야 하는가. 게다가 현대의학의 암 치료법은 암세포를 악으로 규정하고 말살시키는 것을 원칙으로 삼는다. 암은 우리 몸 안에 존재하는 또 다른 생명이다. 암을 죽이려면 나도 죽는다. 그러니 수술은 잘 됐는데 환자는 죽고 마는 황당한 경우가 생긴다.

어떻게 치료할 것인가

암에 대해 이런저런 말을 많이 했는데, 사실 중요한 것은 그렇다면 어떻게 치료할 것인가란 점이다. 대전대학교 부속한 방병원장을 지냈고, 한의학 암 치료 권위자 중 1인인 손창규 박사는 이렇게 말한다.

> 종양을 잘라내는 수술을 받고, 항암제와 방사선치료와 더불어, 환자 개인의 체력과 면역력 상태를 고려해야 합니다. 암 자체 뿐만 아니라 암을 가지고 있는 환자의 면역력이 암의 성장과 전이 및 재발과 전체 생명 연장과 밀접하다는 과학적 사실들이 너무도 많이 알려지고 있으니까요. 요약해서 말하면, 항암제치료와 방사선치료를 받을 때는 한약과 여러 한방치료를 병용해서 부작용을 최소화하는 게 좋습니다. 그렇게 해야 환자 생존율이 높아지고, 삶의 질도 좋아집니다.

필자가 암에 걸렸다면 어떻게 할까. 암 진단을 받았을 때

내 나이와 건강 상태에 따라 다르게 대처할 것이다. 만일 오륙십 대 젊은 나이에(요즘은 75세까지를 젊은 노년young old라고 부른다) 암 선고를 받는다면, 그리고 내 체력이 수술과 방사선요법, 항암치료를 견딜 수 있다면, 나는 세 가지 요법을 모두 받으려고 한다. 만일 체력이 약해졌다면 수술 이외의 치료는 거절할 것이다. 하지만 갑상선암과 위 상피내암, 전립선암과 같은 경우라면 수술을 할지 말지부터 매우 신중하게 결정하려 한다. 안 하겠다고 거절할 가능성이 더 크다. 75세 이후, 또는 내 체력과 정신상태가 약해서 그런 치료를 견딜 것 같지 않다면 나는 모든 현대의학 치료를 거절할 것이다. 앞에서 여러 번 말했지만 현대의학의 암 치료법은 암세포만 골라 죽이는 게 아니다. 어떤 범위 안에 있는 모든 세포를 다 죽인다. 내 체력이 현저하게 약해서 그런 치료를 감수하기 어렵다고 생각된다면, 서양의학 치료법은 따를 수 없다.

나는 신뢰하는 동료 한의사를 주치의로 선택하고, 그와 상의해서 신중하게 한약처방을 결정하겠다. 주치의가 처방을 변경하지 않는 한 지시를 따라 열심히 한약을 먹을 것이다. 그리고 왕뜸요법을 꾸준히 시행하겠다. 오전과 오후 두 번에 걸쳐 뜸을 뜨고, 풍욕과 사지모관운동처럼 니시요법에서 추천하는 여러 운동을 할 것이다. 체력이 허락하는 한 지금 일 년에 두 번씩 정기적으로 하는 단식을 거르지 않을 것이다. 복어독을 섭취하는 문제는 신중하게 결정하겠다. 하지만 생옻에서 추출한 한방항암제는 열심히 먹을 것이다. 그것이 몸을 따뜻하게 해주고 암을 이기는 힘을 준다는 믿음과 진료결과가 있다. 기타 무슨 산삼이라거나 차가버섯이라거나 티베트 벌꿀과 같은 것은 쳐다보지도 않겠다. 환자와 보호자의 절박한 마음을 이용해서 제 배를 불리는 장사치들의 허튼 주장일 뿐이다. 미안한 말이지만 제대로 된 산삼이라면 일반인들이 구경해볼 틈도 없이 사라진다.

암이나 중풍, 치매는 누구나 원하지 않는 병이다. 하지만 막상 그런 병에 걸렸다고 선고받고 나면 우리는 그저 하릴없이 의사가 하자는 대로 따라가게 된다. 그런데 예로 든 암과 중풍, 치매는 각자 다르다. 중풍은 예방이 최선이고 일단 발생하면 목숨을 구하는 게 최우선이다. 그리고 후유증을 최소화하도록 재활에 힘써야 한다. 뇌출혈이라면 수술해야 마땅하고 뇌경색이라면 뇌부종과 기타 상태를 확인해서 주치의를 한방으로 할지, 현대의학으로 할지 결정해야 한다. 치매는 별 수 없다. 현대의학 처치를 주로 하고 한방치료는 보조적으로 따라가는 게 옳다고 본다.

암은 완전히 다른 문제다. 이것은 삶과 죽음에 대한 본인의 철학이 분명하게 서 있어야 한다. 매우 극단적인 주장이겠지만, 나이가 많이 먹은 후의 암 판정은 일종의 사망선고로 받아들여야 한다고 믿는다. 그 나이가 몇 살인지는 각자 다르게 생각할 것이다. 하지만 자기 자신은 분명히 알고 있다. 나라면 만으로 75세다. 내 선친은 딱 그 나이에 스스로 곡기를 끊고 자연스러운 죽음을 선택했다. 나 역시 그 나이가 됐는데 진찰해보니 암이랍니다, 하면 그러냐, 살 만큼 살았구나, 할 것이다. 정작 그 나이가 됐는데 생각이 달라질지 앞날을 어찌 알겠냐만, 지금 마음으론 그렇다. 죽음을 바라는 것은 아니지만 자연스럽게 내가 온 곳으로 돌아가야 한다는 생각은 분명하게 느끼고 있다.

나는 현대의학으로 암을 치료하면 안 된다는 일부 사람 의견에 동의하지 않는다. 그들은 암 치료가 환자를 죽인다거나, 항암제는 사실 효과가 없다고 선동한다. 자연요법만이 암을 치료할 수 있다고 현혹한다. 그런 주장은 단호하게 배격되어야 한다. 하지만 현대의학에게 암 치료 전권을 주는 것도 반대한다. 신뢰할 수 있고 치료경험이 풍부한 한의사를 한방 주치의로 선택하고 그의 조언과 처치에 따르는 게 좋다. 주된 치료로 현대의학 처치를 선택했다고 해도 한방치료는 받아볼 의미가 충분하다. 안타깝게도 한약은 보험 처리가 되지 않기 때문에 비용이 많이 든다는 단점이 있으나, 그 점을 제외한다면 한양방 병행치료가 최선이라고 본다.

몸이 얼어서 생긴 극심한 두통

두통 환자가 졸면 죽을 수도 있다

환자는 11월 중순 이른 아침부터 운동장에서 덜덜 떨고 있었다. 아들이 대입 수능시험을 보는 날이라 차마 발걸음이 떨어지지 않았다. 그렇게 하루 온종일 바람 하나 막아줄 곳 없는 추운 학교 운동장에 서있었는데, 시험이 끝나고도 아이가 나오지 않았다. 나중에 알고 보니 본인이 응시하지 않았던 제2외국어를 재미삼아 풀고 있었다고. 손발이 오그라들게 차가운 바람이 몰아치는 늦은 오후, 왜 나오지 않나 노심초사하던 엄마는 아이가 나오는 걸 보고 그 자리에서 주저앉고 말았다. 깜짝 놀란 아이가 엄마를 부축했지만, 엄마는 뜻

모를 소리를 중얼거리면서 머리가 깨지는 것처럼 아프다고 호소했다. 맑은 물 같은 것을 조금 토하기도 했다. 깜짝 놀란 아들이 한의사인 아빠에게 연락했고, 환자를 진맥해보니 오수유탕증*이었다.

이것은 내 아내가 9년 전에 실제로 겪었던 일이다. 아내는 소음인이 분명하지만 평소에 소화 장애는 없었다. 다만 별 거 아닌 일에 걱정을 많이 하는 편이었다. 그래서 내가 붙여준 별명이 강 근심 여사. 수족냉증도 없었는데 다만 이따금씩 머리가 아프다고 했다. 침을 맞으면 가라앉곤 해서 특별히 신경 쓰지는 않았다. 살다 보면 가끔 머리도 아픈 것 아닌가. 하지만 그날은 심각했다. 남편도 아이도 잘 알아보지 못했고, 손발은 거의 꽁꽁 언 동태 수준으로 차가웠으며, 머리가 깨지는 것처럼 아프다고 엉엉 울었다. 제발 머리 아픈 것 좀 어떻게 해달라며 손으로 땅을 쳤다. 사정을 모르는 사람이 보면 실성한 게 아닌가 싶었을 것이다.

---

* 오수유탕증(吳茱萸湯證): 한의학에서는 어떤 처방을 써야 하는 증상을 처방명을 붙여서 무슨 탕증이라 부른다.《상한론》316조에 보면 소음병으로 토하고 설사하며, 손발이 매우 차갑고 번조증이 나면서 죽고 싶을 정도로 괴로워하는 자는 오수유탕으로 치료한다(少陰病 吐利 手足逆冷 煩躁欲死者 吳茱萸湯主之)라고 적혀 있다. 이때 설사가 그치지 않으면서 곧 죽을 것 같은 자는 부자탕을 쓴다.

아내 상태는 《상한론》조문에 나온 그대로였다. 두통이 너무 심했고 구토가 있었다고 해서 혹시 중풍 등으로 뇌부종이 온 게 아닌가 싶었다. 양방병원에 가서 MRI를 찍어보려고 했지만, 뇌졸중 때 나타나야 하는 다른 사인이 정상이었고, 동료 원장의 권고도 있고 해서, 아내를 한의원으로 옮겨 침을 놓고 오수유탕을 급히 30분 정도 달여 먹였다. 오수유탕은 아마도 세상에서 가장 쓴 약일 것이다. 먹은 것 없이 구토 증상도 있었지만 아내는 그 쓴 오수유탕을 잘 받아먹었고(한약은 환자와 맞으면 아무리 쓴 약이라고 해도 큰 거부감 없이 마실 수 있다), 대략 이십여 분만에 온몸이 따뜻해지고 두통이 사라졌다. 그 뒤로 삼사일 정도 연속해서 오수유탕을 먹었는데, 그 뒤로 간혹 나타나던 두통도 모두 사라졌다.

소음병, 또는 궐음두통

아내가 겪은 증상은 소음병(少陰病)이다. 소음병의 대표 증상은 맥이 매우 가늘고 환자는 단지 잠을 자려고 든다.* 맥이 약하고 잠을 자려고 하는 가장 극단적인 상태는 조난을 당해서 체온이 떨어졌을 때이다. 우리 몸은 체온이 내려가면

---

*《傷寒論》281조 '少陰病 提綱': 少陰之爲病 脈微細 但欲寐也

혈액 순환을 떨어트려서 에너지 손실을 막는다. 이때 뇌에 혈액 공급이 부족해지면 우리 몸은 강제로 잠들게 해서 뇌로 가는 혈액량이 줄어들더라도 뇌세포 파괴가 되지 않도록 우리 몸을 보호한다. 물론 기온이 낮은데 잠이 들면 체온이 계속 떨어져 결국 죽게 된다. 누군가 맥이 매우 약하고, 깨워도 자꾸 잠을 자려고 든다면, 게다가 지금 있는 곳이 추운 야외라면, 그 사람은 지금 생사가 갈리는 중차대한 순간을 맞은 것이다. 두통이 심한 환자가 자꾸 졸리다고 하면 죽을 수도 있다.

《상한론》에서는 소음병 환자가 맑은 물이나 거품을 토하면서 손발이 차갑고 번조증이 나면서 죽을 것 같다고 하소연할 때, 오수유탕으로 치료한다. 두통에 주목해서 육경에 따라 나누면 궐음두통*이라 부르기도 한다. 육경(六經), 즉 삼

---

* 궐음두통(厥陰頭痛): 병을 일으키는 외부의 사기를 육음(六淫)라 부른다. 육음은 풍한서습조화(風寒暑濕燥火)인데, 머리에는 풍사(風邪)만이 올라갈 수 있다. 따라서 풍을 다스리는 약으로 두통을 치료할 수 있는데, 이때 육경 중 어디에 해당하는지를 살펴야 한다고 《동의보감》은 설명한다. 육경은 태양, 양명, 소양, 소음, 태음, 궐음으로 구분하고, 이 각각은 병이 변화하는 상태를 나타낸다. 태양, 소양... 은 여섯 가지 상(相, phase)이지 경락과는 무관하다고 본다. 삼양삼음을 경락과 연관해서 설명하는 분도 계시지만, 나는 동의하지 않는다. 궐음은 이 삼양삼음 중에서 가장 마지막 단계로 음양이 모두 소진하여 인체 내의 정상적인 순환(혈액과 임파액, 기타 한의학에서 말하는 기혈의 순환 전부를 포함)이 차단된 상태를 말한다. 손발이 극도로 차갑고, 맑은 침이나 거품 등을 토하면서 머리

양삼음에서 앞의 삼양은 양(생체 에너지)이 고갈되는 병증이고, 뒤의 삼음은 에너지의 물질적 기초인 음이 소진되는 과정이다. 궐음두통은 풍사가 육경에 침입했을 때 가장 마지막 단계에서 나타난다. 종일 차가운 학교 운동장에서 찬바람을 맞으며 춥게 있었던 것과, 나올 때가 됐는데 무슨 일로 나오지 않는지 노심초사한 것이 겹쳐서 풍사가 그만 궐음으로 바로 들어간 것이다. 다행히 병증과 약이 서로 맞아서 한 첩에 증상이 호전되었다.[*] 선배 한의사들이 이런 소음병, 궐음두통에 오수유탕을 쓴 사례를 몇 개 소개한다.

한 사람이 갑자기 헛구역질을 하였다. 다른 의사가 소반하탕을 처방하여 7일간 복용하였으나 낫지 않아 사람들이 모두 수군수군했다. 선생을 맞이하여 진료를

정수리 부위가 깨질 듯이 아픈 증상이 궐음두통이다. 오수유탕, 구미강활탕 등으로 치료한다. 그런데 이 궐음두통은 삼음삼양과 무관하게 경락의 흐름으로 보아 족궐음간경이 흐르는 부위가 아픈 두통을 또 궐음두통이라고 부르는 경우도 있다.

[*] 이 경우에 한익규 원장은 소음병이라기 보다는 궐음병 두통으로 봐야 하지 않느냐란 의견을 보내 왔다. 소음병에서는 구토가 일어나 탁기가 두정부까지 미치지 않으므로 상한론 조문에서 두통이 빠졌고, 궐음병일 때는 단지 토연말하기 때문에 탁기가 끝까지 올라가 심한 두통이 나타난다. 따라서 이때의 두통은 궐음두통으로 보는 게 더 맞는 것 같다는 의견이다. 나는 오수유탕을 소음병에 쓸 때 두통은 조문에 없지만, 환자가 통증이 너무 심해서 손으로 땅을 치고 제발 어떻게 해달라는 것을 번조욕사로 보아 소음병으로 보는 게 더 맞다는 생각이다. 각자 해석 차이가 있을 수 있는 부분이므로 따로 적어놓는다.

다시 받았는데, 심하가 막혀 있고, 손발이 모두 몹시 차
가웠기에 오수유탕을 처방받았다. 3첩 먹고 나았다.
《속건수록》*

某女, 32세

주소증은 위완부 통증이며 맑은 물을 많이 토하고 가
슴이 답답하다고 했다. 초진 시에는 위 가운데 한기가
있는 것으로 보고 계지감초탕가목향사인을 투여하였
으나 무효했다. 재진 시에 다시 보니 번조는 야간에 심
하고, 맑은 물을 토하는 게 끊이질 않으며 머리와 관자
놀이의 통증이었다. 오수유탕 3제 복용하니 모든 증상
이 사라졌다.《경방임증지남》**

어떤 사람이 상한 수일 차에 땀이 나고, 목구멍이 붓고,
토하고 설사를 동시에 하는 증상이 있어서 먼저 진찰
한 의사가 복기(伏氣)라고 했다. 내가 진찰해보니 복기

---

* 《續建殊錄》: 여기서 선생은 일본 고방파의 시조인 吉益東洞을 가리킨다.《건수록》과
《속건수록》은 제자들이 스승인 요시마쓰 토도의 치료경험을 수록한 책이다.
** 《经方临证指南》: 이 책을 쓴 사람은 현재 중국에서 상한론 해석의 최고 권위자로 인정
받는 유도주 선생이다. 그의《상한론강의》는 고방파 한의사의 필독서 중 하나다.

라는 게 의심이 간다. 비슷하지만 아니다. 이건 소음병이다. 맥이 모두 긴맥으로 뛰는데 어떻게 복기란 말인가. 복기(伏气)는 맥이 반드시 위에서 놀지만 약하게 뛰는 법이다. … 비록 지금 춥지 않더라도 맥증을 위주로 봐야 한다. 만약 약을 잘 못 쓰면 죽음이 멀지 않을 것이다. 나는 먼저 오수유탕을 써서 환자의 목숨을 구했고, 후에는 몸을 조리하는 약을 써서 치료했다.《상한구십론》*

속이 차가우면 두통이 온다

소화기가 약한 사람은 잘 알지만, 체하면 머리가 아프다. 한의학에서 소화기는 비위(脾胃)로 대표된다. 비장(脾臟)은 오장에 속하고, 위장(胃腸)은 육부에 속한다. 오장은 실질 장기이고 생명에 필수적인 장기라서 없으면 죽는다. 육부는 속이 비어 있는 공강장기(空腔臟器)이기 때문에 잘라내도 죽지 않는다. 비장(脾臟)**의 역할은 영양분을 온몸으로 보내는 일

---

*《傷寒九十論》: 11세기 남송 시대의 한의사 허숙미가 썼다. 그는 나중에 한림학사로 추증될 만큼 학문에 조예가 깊었으며,《보제본사방》과 같은 유명한 한의서적을 남겼다.

** 현대의학에서 비장은 spleen을 가리킨다. 그러나 한의학에서 말하는 비장(脾臟)은 현대의학에서 췌장(pancreas)이라고 부르는 장기와 소화 시스템 전체를 아우른다. spleen은 잘라내도 살지만, pancreas를 떼어내면 죽는다. 이렇게 된 까닭은 비장이나 간장과

이다. 이것을 한의학은 상승시킨다고 표현한다. 위장은 밥
통으로 음식물을 뒤섞어 소화기관인 소장으로 보낸다. 이것
을 하강시킨다고 말한다. 먹은 것을 토하는 증상을 쉽게 보
면 안 된다. 위장은 아래로 내려 보내는 게 기본인데, 그러지
못하고 거꾸로 위로 솟구치는 것이니 위 기능이 망가진 것
이다. 먹는 족족 토하는 증상을 위장 기능에 반대된다고 해
서 반위(反胃)라 하고, 반위는 위암을 가리키는 경우가 많다.
위장이 내려 보내야 하는 기운은 탁한 기운이고, 비장이 상
승을 주관하는 기운은 맑다. 그런데 소화가 안 되면 밑으로
내려가야 할 탁한 기운이 위로 올라오기 때문에 두통이 발
생한다. 체하면 머리가 아픈 까닭이다.

같은 이름은 원래 한의학에서 쓰던 용어였는데, 서양의학이 일본으로 전해지면서 한자
로 번역하는 과정에서 별다른 고민 없이 기존에 쓰던 단어를 가져다 써서 생긴 번역 오
류라고 할 수 있다. 한 가지 더 말해둘 것은 한의학에서 말하는 장부 개념과 서양의학
의 해부학적 명칭은 동일하지 않다. 한의학에서 장부는 단순히 특정 장기만 지칭하는
게 아니라 장기와 장기의 기능, 그 장기와 유기적인 연관을 맺고 있는 여타 장기의 기능
까지를 포괄하는 개념이다. 다시 말해서 서양의학에서 폐라고 하면 흉강 내에 위치하
며 오른쪽이 세 개의 부분, 왼쪽이 두 개의 엽으로 나뉘어져 있고 흉막이라는 두 겹의
얇은 막으로 둘러싸여 있는 장기를 지칭한다. 하지만 한의학에서 폐는 이런 해부학적
장기(organ) 뿐만 아니라 폐가 수행하는 호흡기능과 숙강기능을 포괄한다(肺主宣發與肅
降). 숙강기능을 간단히 설명하면 폐가 산소와 영양분을 피에 실어 전신으로 내려 보낸
다는 말이다. 이런 차이를 간과하면 현대의학과 한의학의 기본적인 차이를 이해하기 어
렵다.

손발이 차고 소화가 잘 되지 않는(배가 차가운) 분들은 어려서 이후로 쭉 그런 상태였기 때문에 크게 불편을 느끼지 않는다. 그도 그럴 것이 밥은 조금 먹으면 되고, 과거와 달리 아주 힘든 노동을 하는 건 아니다. 영양상태도 과거와는 비교할 수 없을 정도로 좋아졌다. 따라서 소음병일 때 토하며 머리가 아픈 증상 또는 궐음두통처럼 극심한 두통에 시달리는 경우가 많지 않다. 차라리 만성 피로나 수면장애, 근심걱정이 끊이지 않는 것, 잡생각이 계속 이어지는 것, 불안신경증이나 가벼운 공황장애와 같은 경우가 더 많다. 하지만 이런 분들은 모두 다 몸이 차가운 게 근본적인 원인이고, 이것을 개선하지 않으면 온갖 괴이한 증상에 시달리게 된다.

비용을 들이지 않고 해볼 수 있는 가장 좋은 치료는 왕뜸요법이다. 가성비가 대단히 좋은 치료법인데, 흠이 있다면 왕뜸요법을 시행하는 한의원이 많지 않다는 것, 뜸을 뜨고 나면 몸에 매캐한 냄새가 약간 남는다는 것 정도다. 병을 치료하려면 부지런해야 하니 주변에 그런 한의원이 어디 있는지 잘 찾아보시기 바란다.

또 하나는 운동이다. 제 아무리 좋은 약을 먹어도 절대 생기지 않는 것이 바로 근육이다. 근육은 우리 몸이 운동할 수 있게 해주는 기관이지만, 발열기관이기도 하다. 남자보다 여자가 추위에 약한 것은 지방은 많지만 근육이 부족하기 때문이다. 운동하지 않으면 근육은 절대 생기지 않는다. 게다가 갱년기 이후로 근육은 더 쉽게 사라진다. 폐경기 즈음의 여성이라면(남자도 마찬가지다) 하루 한 시간 꾸준한 운동이 필수적이다. 운동해야 추위도 사라지고, 소화도 잘 되고, 하지에 힘이 생겨서 오래 산다. 코어 근육을 강화시켜주는 스쿼트와 플랭크가 좋고, 푸시업과 철봉에 매달리기도 좋다. 걷기나 등산, 수영과 함께 하면 효과가 배가된다. 앞에서 소개한 478호흡법 등 복식호흡도 꽤 도움이 된다.

한의학에서 속이 차가운데 두통이 있는 사람에게 많이 쓰는 처방은 오수유탕, 사역탕, 부자탕, 반하백출천마탕 등이 있고 이런 처방은 한의사의 엄밀한 진단이 필요하다. 고방은 약 가짓수는 작지만 그만큼 공격력이 강하기 때문에 후세방처럼 환자 증상만 보고 썼다간 큰 부작용이 날 수 있다. 환자에 따라서 치료기간은 다르지만 만성일 경우엔 2~3개월 이상 한약을 복용해야 하는 경우도 있다.

불행으로 이끄는 세 가지 괴물

사랑하는 그대여, 왜 행복하지 않나

오월도 이미 중순이 넘어가는 오늘, 어제부터 새벽까지 내린 비로 혹시 추울까 싶어 두꺼운 티셔츠와 바람막이를 입었다. 매우 아끼는 후배와 점심 약속이 잡혔는데, 그이가 식당 테라스에서 밥을 먹자고 말했기 때문이다. 나이 든다는건 육체적으로 약해진다는 말과 동의어이다. 애주가가 술을끊고, 등산을 좋아하던 이가 암벽화를 신발장에서 꺼내지못하는 것은 약해졌기 때문이다. 몸은 거짓말하지 않는다. 하지만 내 예상이 틀려서 바람은 오히려 따스했고, 점심 먹으며 나눈 대화는 먹먹해서, 나는 이야기 중에 이마로 흐르는 땀방울을 닦아야 했다. 오십이 넘었음에도 계절 구분도못하는 철부지가 된 계면쩍음을 슬쩍 감추며, 후배에게 했던 이야기를 다시 되씹어본다. 우리는 행복하게 살아야 하기 때문에. 그렇게 살아야만 이 세상에 온 이유를 증명할 수 있기에.

오늘 점심에 후배는 나에게, "아이도 아직 어리지만 오래 살고 싶지 않다." "부족한 게 없는데, 왜 이렇게 행복하지 않은가."라며 탄식처럼 말했다. 그 말을 듣는 순간, 오월이란 거대한 연록색이 11월의 무참한 회색으로 순식간에 바뀌는 환영을 보았다. 의자에 앉아 있었음에도 눈앞이 어질어질해서 휘뚝 절름발을 짚기도 했다. 후배는 나를 믿고 어렵게 말해준 비밀이었겠지만, 사실 나는 울컥했다. 어떻게 명색이 선배란 자에게 이렇게 모진 말을 할 수 있는가. 내가 너를 얼마나 아끼고 사랑하는데, 듣는 순간 바로 가슴이 딱딱해지고 심장이 식어버릴 것 같은 말을 할 수 있나 하는 원망이 들었기 때문이다. 후배를 질책하는 게 아니다. 다만 그 말을 들었을 때 내가 그렇게 아득했다는 점을 표현하고 싶을 뿐이다. 혹시라도 후배가 이 글을 본다면 자책하지 않기를.

꺼내기 어려웠을 말을 마치고 진지하게 나를 바라보는 후배를 보자, 빨리 평정을 찾고 뭔가 도움이 될 만한 말을 해야겠다 싶었다. 평소에 나는 사람은 행복해지기 위해 산다고 자주 말했다. 하지만 거꾸로 왜 행복하지 못한가에 대해 깊이 생각해본 적은 없었다. 그래서 아래 적는 세 가지 이유가 정말 주된 까닭인지, 그저 순간적으로 머리에 떠오른 상념인지 구분하기 힘들다. 어떤 스님의 즉문즉답처럼 명쾌했는지는 모르겠지만, 나는 생각을 정리해가며 마음을 담아 후배에게 말했다.

집착

첫 번째는 집착 때문일 수 있다. 내가 바꿀 수 없는 대상이 내 뜻대로 바뀌지 않는다고 스스로 원망하고 한탄하는 것은 아닌지 돌아봐야 한다. 이 세상에는 내가 가질 수 없고 내가 이룰 수 없는 수많은 것들이 있다. 재능이 부족하다고 한탄하는 이도 많고, 마음의 평화를 찾아 이 산 저 산 스승을 찾아 헤매는 자도 많다. 아이가 공부만 잘하면 원이 없겠다는 부모도 천지요, 빚만 없어도 맘 편히 살겠다는 사람도 많다.

그러나 이미 말한 대로 이 세상에 문제가 없는 사람은 없다. 모든 부부는 절대로 풀 수 없는 문제를 갖고 있다고, 부부관계의 일인자인 가트맨* 박사가 말한 바 있다. 그러니 문제가 있고 없고는 문제가 아니다. 누구나 문제가 있으니까. 후배는 스스로 부족한 게 없고, 아무 문제도 없다고 말했지만, 어떻게 그럴 수 있겠는가. 누구나 문제는 있는 법이다. 문제가 있다 없다가 아니라 문제를 어떻게 바라보는가가 훨씬 더 중요하다.

문제를 어떻게 바라보는가란 결국 문제를 가려서 나눌 수 있는가 여부다. 이 문제는 우선순위에서 좀 멀군, 저 문제는 내가 다룰 수 있군, 아, 이것만큼은 꼭 해결해야겠군, 난 이 문제는 해결할 방법이 없구나 등등으로 나누고 가르면, 사실 내 문제가 그렇게 많은 게 아니란 사실을 깨닫게 된다. 나를 괴롭히는 문제들이 사실은 내가 어떻게 해볼 수 없는 그런 문제라는 것을 발견하게 될지도 모르겠다. 심리학자들이 사람의 고민을 분석해보니 내가 고민하고 진지하게 대처해야 하는 문제는 겨우 4퍼센트에 불과했고, 나머지는 내가

---

* 존 가트맨: 워싱턴대학 명예교수이며 아내인 줄리 가트맨과 함께 부부문제 전문가. 제자인 최성애 교수의 활발한 활동을 통해 우리에게 알려졌다. 심리학 영역에 수학을 도입해 예측률을 높였고, 감성 코칭이란 새로운 방법으로 부부와 부모 자식 간의 문제 해결을 시도한다. 필자는 2010년에 최성애 박사와 그의 남편인 조벽 교수가 진행하는 16시간짜리 가트맨 식 부부관계 세미나에 참석한 적이 있는데, '인생을 바꾼 세미나' 1순위라고 생각한다. 기회가 된다면 세미나 참석을 진심으로 권한다.

어떻게 할 수 없거나, 고민해본들 해결하지 못하는 문제였다고 한다.

삶이란 오묘해서 우리에게 가능성을 던져주곤 또 그 재능을 온통 사용해야만 겨우 풀리거나, 또는 절대로 풀리지 않는 문제도 함께 던져주곤 한다. 그러니 내가 잘 다룰 수 있는 문제를 먼저 풀고, 내 능력 밖의 문제들일랑은 그냥 묵묵히 바라보는 게 좋겠다. 능력 밖의 문제로 고통 받는다면, 그거야 말로 자기 잘못이다. 내가 잘못한 것도 아닌데 이미 꼬여버린 문제를, 내가 어찌 해볼 수 없는 문제를 왜 그대가 괴로워하는가. 그게 바로 집착이고, 집착하는 한 우리에게 평안은 없다.

불안

두 번째는 불안에 대해 살펴보자. 내가 앞으로 잘못될 지도 모른다는 불안감, 내 아이들이 제대로 성장하지 못할지도 모른다는 불안감, 신앙인으로서 내가 죄 사함을 받을 수 없을지도 모르겠는 불안감, 내가 도무지 무엇 때문에 불안한지 모르겠는 그런 불안감 등등, 불안은 수시로 우리를 덮쳐 목을 조르곤 한다. 나 자신도 사십 대 중반까지 이런 불안감에서 비롯한 숱한 갈등과 강박으로 고통스러웠다.

이건 정말 방법이 없다. 미래는 우리의 영역이 아니기 때문이다. 그래서 나는 말하곤 한다. 다가오지도 않은 미래를 위해 현재를 낭비하지 말자. 지금 당장 누릴 수 있는 즐거움과 기쁨을 만끽하자. 카르페 디엠(carpe diem)이라는 라틴어는 현재를 즐기라는 말로도, 현재에 충실하라는 말로도 쓰이는데, 결국 같은 말이다. 과거는 이미 지나갔고, 미래는 우리가 알 수 없다. 그러니 지금 이 자리에 충실할 것. 그것이 아마 불안에 대처하는 유일한 방법일 것이다. 즐긴다는 것이 삶을 소모적으로 보내라는 말은 아니란 것 정도는 굳이 부연하지 않아도 되겠지.

우리는 오랜 농경문화 전통 속에 살아서 그런지 노는 것, 즐거운 것은 그저 노동에서 손을 놓는 것이거나, 심지어 나쁜 일로 치부하는 경향이 있다. 그렇지 않다. 내 경우를 보자면 환자를 진료할 때, 그에게 맞는 처방을 내려고 책을 뒤지고 머리를 쥐어짤 때, 기쁘고 행복하다. 논다는 것은 즐긴다는 말과 동의어고, 즐긴다는 것은 이 순간순간마다 나에게 주어진 어떤 과제들을 충실하게 수행한다는 말과 같은 뜻이다. 불안은 바로 그럴 때 사라지고, 우리는 불안에서 해방될 수 있다. 우리가 다룰 수도 없고 경험해볼 수도 없으며, 다시 말해서 도무지 어찌해볼 수 없는 미래에 대한 불안감이 불안의 처음이자 마지막이다. 현재에 충실함으로써 미지의 미래를 담보하는 게 인간이 걸어가야 할 길이다.

비교

마지막으로 비교를 들고 싶다. 나를 누구와 비교하면 대체로 불행해진다. 인간은 자기보다 나은 처지를 선망하는 습관이 있어서, 비교하고 나면 늘 자기 처지를 한탄하기 쉽다. 누구는 이런대 나는 이게 뭔가 싶은 마음이 든다. 행복해질 턱이 없다. 당신은 그저 당신일 뿐이다. 이미 충분한 경력을 쌓았고, 사회적으로도 가정적으로도 높이 인정받는 당신인데, 당신을 훌륭하다고 평가하고 사귀고자 하는 수많은 사람이 있는데, 왜 타인과 스스로를 비교하려 하는가. 그들은 그들 나름대로 노력하고 투쟁한 끝에 자기가 이룬 것을 쌓아 올린 분들이고, 나에겐 나만의 몫이 있는 것 아닌가. 서로 다른 삶은 그저 각자 존중받아야 하는 것이지, 비교할 이유도 없고, 비교해서 스스로 괴로워 할 이유는 더더군다나 없다.

고백하건데 나는 열등감 덩어리였다. 고등학생 때부터 문학회 동인으로 지냈는데, 나중에 대한민국에 자기 이름을 알릴 시인과 소설가, 평론가들이 우글우글했다. 나는 그 속에서 정말 기가 죽었다. 읽은 책의 목록도 비교 불가였다. 입을 열면 현하지변이 흘러나왔고, 글을 쓰면 나로선 족탈불급한 문장이 쏟아졌다. 나는 고작 교내 백일장에서 받은 상이 전부지만, 그 선배들은 유수한 대학 백일장에서 당당히 장원을 차지한 예비 문인이었다. 자괴감이 들지 않을 수가 없었다.

대학에 들어가서는 시대적 상황으로 고민했다. 선배와 후배, 친구들은 독재타도를 외치며 투쟁하다 잡혀가서 두들겨 맞고 감옥에 갔는데, 나만 비겁하게 뒤에 숨고 있다는 부끄러움이 가득했다. 대학신문사에서 나름 원칙을 지키고자 했고, 후배들 스터디도 지도했지만, 그런 일로는 부끄러움을 가릴 수 없었다. 그런 수치심과 열등감은 결혼 후에도 삼십대에도 지속적으로 나를 괴롭혔다. 그것은 결국에 삶 자체를 갉아 먹어서 서른 중반에 이미 나는 헛껍데기처럼 살고 있었다.

세상을 맨 앞에서 이끌고 있는 사람과 자기를 비교하는 건 어리석은 일이다. 나는 비록 가장 앞에 서있지는 않지만, 고은의 시처럼 화살로 과녁에 날아가 박히지는 못했지만, 그래도 그 시절에 부끄럽지 않게 살려고 몸부림을 쳤다. 그러니 아주 나쁘지는 않았다고 할 수 있음을, 그게 비겁한 변명은 아니란 것을 늦게야 깨달았다. 누구나 템스 강에 불을 지를 수는 없는 법*이다. 내가 그걸 깨달았을 때 이미 마흔 중반이었다. 그 나이가 될 때까진 늘 피투성이였지만, 그런 각성 이후로는 사는 게 조금 재미있어졌다. 나는 그런 점을 솔직하게 진술했고, 후배는 내 말에 깊이 동의했다.

삶은 힘든 것이다. 그래서 살 만한 것이다.

집착과 불안과 비교는 내 자존을 갉아먹어 스스로 불행하다 느끼게 만드는 괴물들이다. 한동안 웰빙 웰빙 하더니(심지어 웰빙 라면도 나왔다), 요새는 누구나 힐링을 말한다. 힐링 캠프

---

* set the Thames on fire; burn the Thames : '템스 강에 불을 지르다'는 '거창한 일을 해서 이름을 떨치다'는 의미의 영어 숙어. 1666년 런던대화재 당시에 불빛이 템스 강물에 비치고, 실제로 불이 붙은 건물이 템스 강으로 떨어져 내려 마치 강에 불이 난 것처럼 보였다. 이를 두고 기상천외한 일을 하다란 의미가 생기고, 나아가 대단한 일을 해서 세상에 이름을 떨치다는 의미가 되었다. 누구나 템스 가에 불을 지를 수는 없다는 말은 소설가 서정인의 〈강〉에 나온다. 누구나 세상을 깜짝 놀라게 하는 위업을 달성할 수는 없다는 의미로 쓰였다.

에서 힐링 뮤직, 힐링 공연, 힐링 시티, 힐링 여행, 힐링 독서 등등 없는 게 없다. 알다시피 힐링이란 병을 고친다는 말인데, 삼겹살만 구워 먹어도 힐링이 된다니, 정작 병 고치는 한의사 처신은 갈수록 어려워진다.

그런데 웰빙이나 힐링이나 다 한 가지 말이다. '힘들다'는 거지. 그래, 사는 게 힘들고 버거운 것, 오십 넘으니 알겠더라. 왜 어른들이 살림 사는 게 세상에서 가장 무서운 거란 말씀을 하시는지, 조금 이해가 되더라. 하지만 인생이란 게 원래 그렇게 생긴 걸 어쩌겠는가. 누구나 자기 몫의 짐을 짊어지고 터덜터덜 건너가야 하는 거칠고 험한 사막이 우리네 삶이다. 더러 오아시스도 만나고, 신기루를 좇기도 하며, 거센 모래폭풍도 만나지만, 대부분은 그저 터벅터벅 걸어가야 할 먼 길이 우리 앞에 놓여 있다. 우리는 행복해지기 위해서 살지만, 그저 걸어내기 위해서 살기도 하는 거다. 그게 싫다고, 나는 그만 걷겠다고 말하는 것은 뭐랄까, 그래, 정말 무책임한 말이 아닐 수 없다.

사랑하는 후배가 힘을 내길 바라는 마음으로 소크라테스의 말을 전한다. 이 말이 후배에게 위로가 될지, 당신을 다그치는 또 다른 고통이 될지는 모르겠다. 그러나 나는 그대가 행복하고 즐겁게 살기를 바라마지 않는다. 당신은 지금까지 아주 정의롭게 살았고, 충분히 아름답게 살았다. 그러니 소크라테스에 따르면, 당신은 지금껏 아주 잘 살아온 거야. 지치지 말고 늘 평안하길, 행복하길.

"잘 사는 것과 아름답게 사는 것과 정의롭게 사는 것은 모두 한 가지 일이다(Living well and beautifully and justly are all one thing)."

국립중앙도서관 출판시도서목록(CIP)

내편 들어줘 고마워요 : 한의사 한일수 임상에세이 / 지은이
: 한일수. — 파주 : 유리창, 2017
    p. ;   cm

ISBN 978-89-97918-24-9 03510 : ₩14000

한의학[韓醫學]
수기(글)[手記]

519.04-KDC6
610.9519-DDC23   CIP2017029664

이 도서의 국립중앙도서관 출판예정도서목록(CIP)은 서지정보유통지원시스템 홈페이지
(http://seoji.nl.go.kr)와 국가자료공동목록시스템(http://www.nl.go.kr/kolisnet)에서
이용하실 수 있습니다.(CIP제어번호: CIP2017029664)

내편 들어줘 고마워요

초판 1쇄 인쇄 2017년 11월 15일
초판 1쇄 발행 2017년 11월 20일

지은이 한일수
펴낸이 우좌명
펴낸곳 출판회사 유리창
출판등록 제406-2011-000075호(2011.3.16)
주소 10881 경기도 파주시 문발로 115, 402호(문발동, 세종출판타운)
전화 031-955-1621
팩스 0505-925-1621
이메일 yurichangpub@gmail.com

© 한일수 2017

ISBN 978-89-97918-24-9 03510